酸痛速解

肩颈手胸 百种筋骨酸痛图解

拥有**酸痛速解**,快速解决您的全身病痛!

谢霖芬 李祖芹（台湾）著

天津科学技术出版社

图书在版编目(CIP)数据

酸痛速解. 上,肩、颈、手、胸百种筋骨酸痛速解/谢霖芳,李祖芹著.—天津:天津科学技术出版社,2007

ISBN 978-7-5308-4346-8

Ⅰ.酸… Ⅱ.①谢…②李… Ⅲ.疼痛—诊疗 Ⅳ.R441.1

中国版本图书馆 CIP 数据核字(2007)第 030563 号

策　　划:天道文化传播有限公司

责任编辑:张　颖

责任印制:白彦生

天津科学技术出版社出版

出版人:胡振泰

天津市西康路 35 号　邮编:300051

电话(022)23332393(发行部) 23332390(市场部) 27217980(邮购部)

网址:www.tjkjcbs.com.cn

新华书店经销

临清市万方印务有限责任公司印刷

开本 880×1230　1/32　印张 11.625　字数 308 000

2007 年 4 月第 1 版第 1 次印刷

定价:29.00 元(两册)(单册:14.50 元)

酸痛速解

肩、颈、手、胸百种筋骨酸痛图解

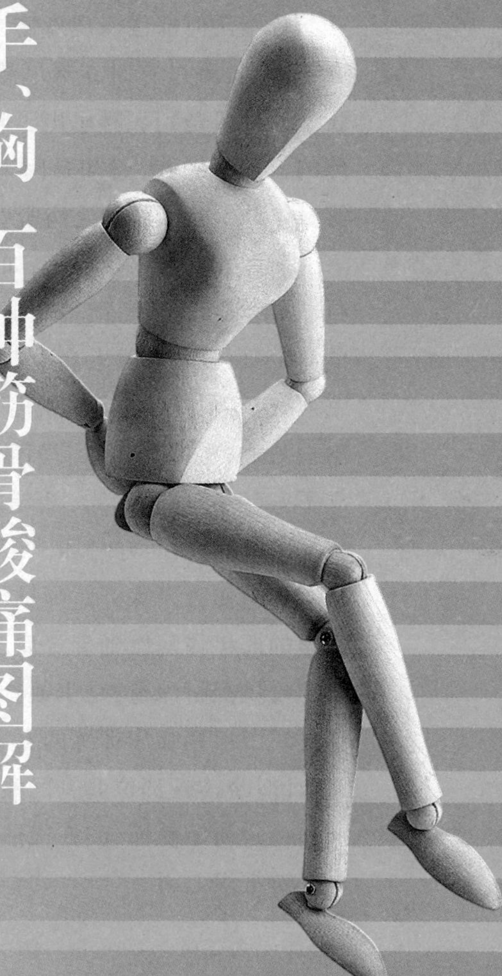

合著 谢霖分 医师
李祖芹 医师

推荐序

为您的酸痛指引健康明灯

身体任何部位出现疼痛，通常是一种警讯，告诉您这个部位有了毛病，不过有时亦不尽然，疼痛常会放射到身体其他部位，让您摸不清楚到底哪里出了问题。尤其疼痛有时是来自身体内部的五脏六腑，有时却是因为皮肤、骨骼关节、肌肉、肌腱、韧带等身体外围及四肢的毛病所引起。

前者大多会出现绞痛，如冠状动脉狭窄引起的心绞痛，胆结石、肾结石或胃肠毛病的腹痛、背痛等，如果处理不当，有时还会危及生命，常是一般大众跑急诊的原因。但是身体外部与四肢的毛病，包括骨关节韧带、肌肉、肌腱、神经等组织的毛病，大多是出现酸痛、酸麻等症状，虽不至于立刻危及生命，却也常让人坐立不安，生活秩序大乱。更糟的是，如果置之不理或处置不当，很容易变成慢性，时好时坏，叫人彷徨无主，不知怎么办。

本书作者谢霖芬医师早年在中国台湾大学医院复健部接受完整的四年住院医师训练后，又到世界闻名的美国宾州大学医院免疫风湿科深造，是少数具有复健科专科医师资格，同时兼具良好风湿疾病临床训练的专家。今日谢医师以其多年的临床经验，针对身体各部位筋骨的酸痛做了相当详细的说明，但所用的文辞却是简洁易懂，实在很适合社会一般大众阅读，作为提升个人医学常识之用。

难得的是本书对各部位酸痛的叙述，除了说明病因、症状、临床表征之外，还列有治疗的方法，以及病人在配合医师治疗之余，可自行按摩、指压、运动等保养健身的图解说明，对病者的自行照顾非常有帮助。因此，对于那些彷徨不知所措的慢性酸痛患者而言，本书无疑是一盏指引健康的明灯。

相信读者在阅读完本书之后，都必有丰富的收获，也由于本书对具有酸痛的疾病涵盖面相当广泛完整，亦适合初入医学殿堂的医学院各学系学生作为辅助教材之用。今欣见其付梓，特为序推荐。

中国台湾大学医学院名誉教授　連倚南

作者序

运动复健 酸痛速解

个人从事肌肉骨关节的诊疗与教学，已将近30年之久。常听到患者抱怨："为什么我的病一直好不了？""为什么我的毛病又来了？"……其实，来求诊的患者以良性的肌肉、骨关节疼痛居多。所谓"良性"是指这些疾病不会致命，且若能接受正确的治疗与保健，通常在一定的时间内都会痊愈或改善。那为什么有些患者的病情会恶化或复发呢？究其原因，可能是求诊太迟，使原来的急性疼痛演变成慢性疼痛；另一个主要的原因是患者不知道如何保健，或知道了却不认真去做，因而导致病症的恶化或复发。

因此本书的目的，乃是要提供一般民众有关肌肉、骨关节疾病卫教的知识，以作为保健与预防的参考。由于内容相当详尽，故篇幅稍多，为了减轻读者的压力，特将本书分为两册：一册是以上半身为主，包括颈部、肩部、胸部、手臂、手肘、前臂、手腕及手指之酸痛；另一册则以下半身为主，包括下背、臀部、髋关节、大腿、膝盖、小腿及足踝之酸痛。对于每一部位的酸痛，均以该部位的结构(即解剖学)及功能(即生理学)为基础，介绍各部位常见疾病的症状、诊断与治疗。

本书的另一特色是医学图片十分丰富且详细，其目的一方面是方便读者查阅，另一方面则是为了让读者对疾病本身有较深入的了解。万一部分图片、文字，读者会觉得生疏艰涩，亦可暂时略过不读，等有兴趣时再查阅。

为了便于患者居家运动，本书也特别利用图片及文字，介绍各部位常用的运动治疗方式。要提醒读者的是，由于每位患者的病情各不相同，因此适合您的运动方式也难免有所差异，所以建议读者对于运动治疗有问题时，可以去请教医师。

本书的另一特色是将中医针灸与推拿的观念融入西医的诊疗中。由于本书的另一位作者李祖芹医师是中医系毕业的高材生，在中医的针灸用推拿方面学有专精，而笔者在针灸方面的涉猎与治疗，也有十多年的经验，故本书除总论有中医推拿的介绍之外，在各部位的酸痛方面均列有常用治疗穴道，读者可依本书之建议居家DIY。

最后，笔者特别要感谢中国台湾复健医学之父——连倚南教授及各位师长们多年来的指导，也感谢新光医院吴东进董事长及洪启仁院长等提供良好的诊疗及教学环境，并感谢台视文化公司谢咏涵及梁国娟小姐的协助与指导。此外，对于李祖芹医师、陈筱慧医师的热心撰稿，辅仁大学医学院解剖学科王嘉铨老师新光医院许维君治疗师、佳赫药局、维康药局在图片拍摄上的协助，及助理林淑敏小姐、内人林淑妙小姐在文书及校对方面的鼎力相助，亦谨在此致最大的谢意。

谢霖芬

作者序

自我保健　远离酸痛

记得小时候，我是一个顽皮好动的小孩，时常一不小心就扭伤手或伤了脚。每次被妈妈带去找跌打损伤的师傅，或是看到穿白色制服医师护士，心里总是好害怕，真希望病会自己好，就不用打针吃药了。有一次护士小姐把针准备好，回头一看才发现我已经偷偷逃跑到医院外面了。脚痛还能跑得这么快，可见当时的心情有多恐怖啊！

对于疾病的治疗，每个人心里难免会有些未知的害怕，所以自从开始接触医学后，发现除了要了解自己的身体状况外，自我保健的基本功课也很重要，不但要避免把小病当成大病，也可协助身体恢复正常的生理功能，而这也就是“上医治未病”及“预防胜于治疗”的观念。

我们的身体就像是电脑的硬件部分，而心理就如同软件一般。健康的身心，来自正确的知识与确实的执行力，相对地，不良的生活习惯就会让人容易生病。虽然大家知道生病时要看医师找出原因，但却常常忘记了，健康的维护还是要靠自己。尤其现代人的生活压力大，工作时间长，运动量普遍不足，非常容易出现颈部僵硬、肩膀酸痛及腰背疼痛症状。有时特别抽空去运动一下，却因为时间和空间的限制，或一个不留意而发生运动伤害，竟从此中断了促进健康的计划，真是可惜！

本书按照身体各部位的特性,介绍常见的酸痛疾病,并提供简单易懂的自我保护方法;另一方面,也针对各种不同的生活族群,详细介绍常遇到的问题与解决办法。希望能帮助受病痛之苦的朋友们,了解疾病产生的原因,同时找到轻松简单的治疗方法,早日恢复健康快乐的生活。

最后要特别感谢的是谢霖芬主任,让我有这个学习的机会,一起完成这本书。

李祖芹

Contents
目录

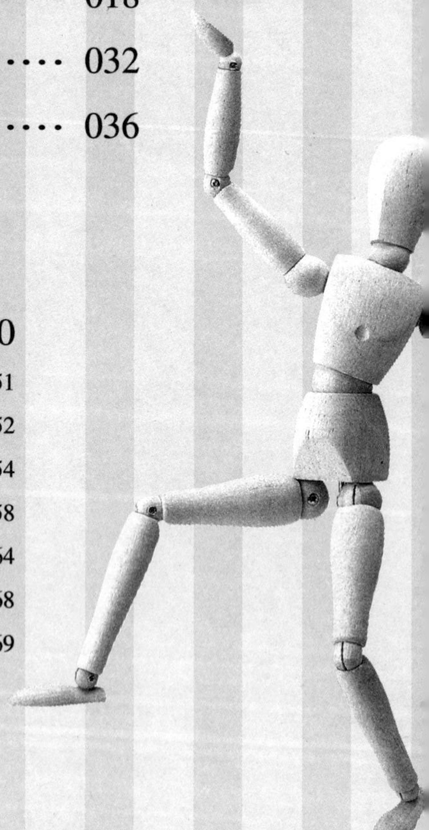

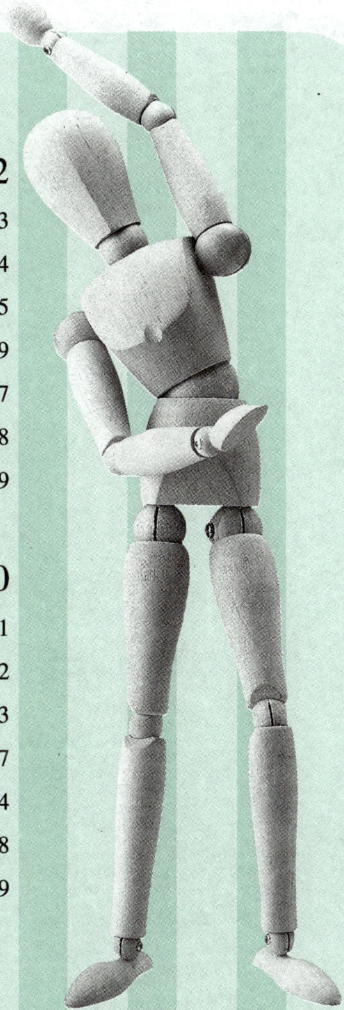

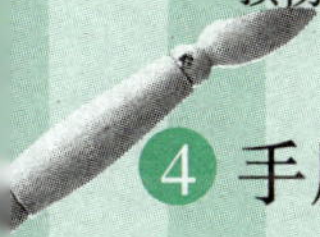

Part1
来自肌肉骨关节

每一个人都会感到酸痛，但是对于外来刺激的忍受度却是因人、因时而异的。如同样是打针，有些人是不痛不痒，有些人却呼天抢地，痛不欲生。其实，酸痛通常是一种警讯，提醒我们身体的某一部位或许多部位出了问题，但到底是出了什么问题，是肌肉疼痛？还是神经压迫？这只有专业的医师，才能作出正确的诊断。

的酸痛

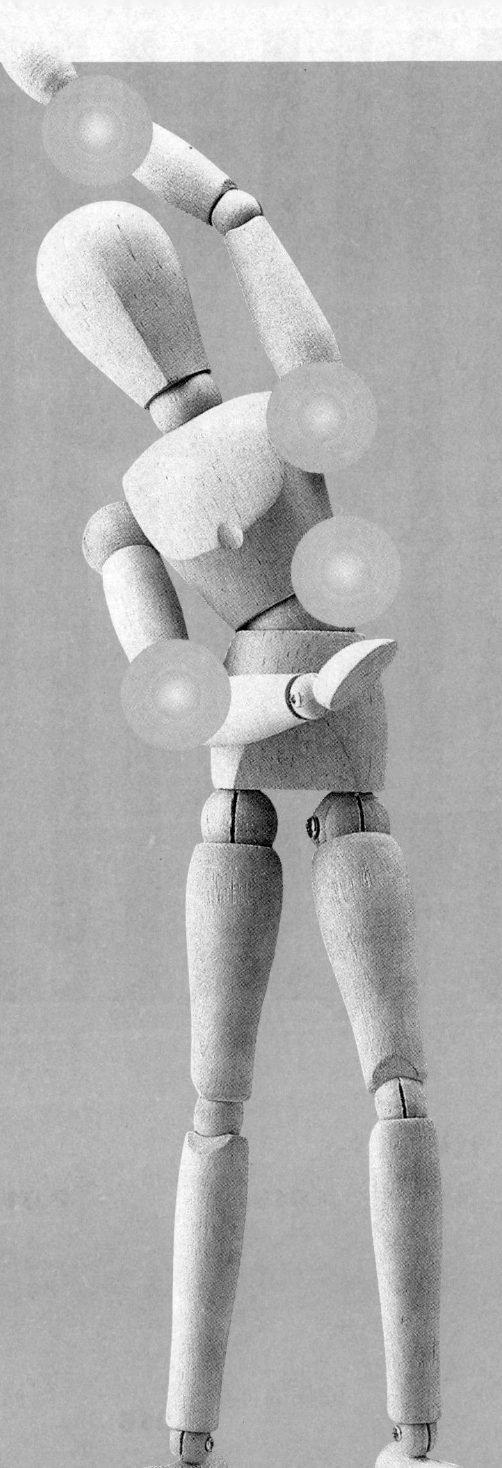

1-1

人为什么会感觉酸痛？

伟哲在网吧熬夜打网上游戏好几天，正在欲罢不能之际，手指忽然不听使唤，不仅僵硬、伸展困难，还有肿胀、疼痛的感觉，吓得他赶紧向医生求助："我的手是不是操劳过度，残废了？"

酸痛的定义及基本观念

根据国际酸痛研究学会的定义，酸痛乃是"一种不愉快的感觉及情绪体验，此体验往往与身体的构造受到伤害或即将被伤害有关"。由这个定义看来，酸痛至少包括感觉及情绪两个层面，感觉是生理功能的一种，而情绪则是心理的表现。

当外来的刺激够强时，每一个人都会感到酸痛，但是对于外来刺激的忍受度则是因人、因时而异的。如同样是打针，有些人不痛不痒，有些人却呼天抢地，痛不欲生。又如一个平日偶尔头痛的人，听到他的朋友死于脑瘤时，头痛的程度可能会加重数倍。

此定义也谈到酸痛的功能，即是保护个体使其免于受到伤害。文献上曾经提及有些人生下来即无酸痛的感觉，其神经系统对于高温、刺痛、腐蚀物品等完全没有感觉，使身体各压处常可见到各种伤痕，而其生命也很难持久。

酸痛的传递

在人体的皮肤、血管、肌肉、韧带、骨骼等，都满布着神经末梢，其中掌管酸痛的就称为酸痛（或疼痛）感受器。当外来的机械、化学或冷热等刺激，对这些酸痛感受器产生刺激后，会经由细小的神经纤维传递至周边神经及脊髓的背角细胞，再往上经脊髓神经传递到延脑、中脑、视丘，最后一站则是大脑皮质（图 1–1）。

图 1–1 酸痛的传导路径

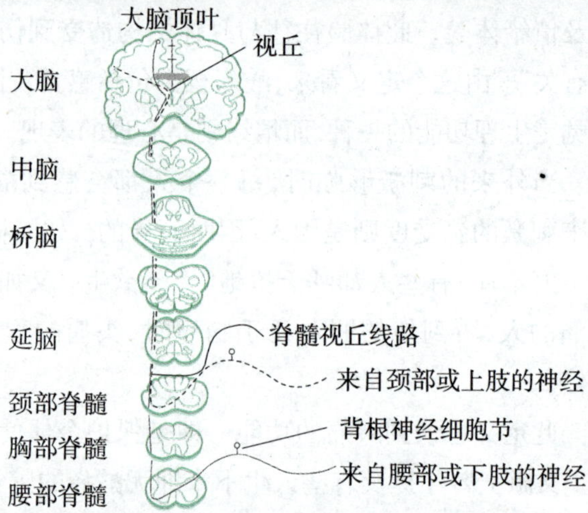

这样就好比现在的快递，乡村里有重要物品要送到都市，须经由村中小路到县道、省道，再转接高速公路，才能直抵大都市。当这些刺激到达大脑皮质之后，脑细胞开始辨别酸痛的种类及程度，并下达命令给身体各部位做出适当的因应（例如移开碰到火焰的手指）。

当然，道路不止一条，都市也不止一个，同样地，不同的神经，不同的脑细胞所掌管的酸痛内容也有所差异。如：

- A -delta神经纤维，主司尖锐、快速酸痛的传送；
- C神经纤维，负责慢性且较迟钝酸痛的传输；
- 视丘的前基底核，掌握特定部位（例如脸、头部、身体）快速酸痛的接收；
- 其他多发上升经路，会输送至大脑皮质及边缘系统（limbic system），主司酸痛的记忆及情绪变化，例如恐怖、忧虑等。

酸痛的调控

酸痛的感觉不只与神经的传递有关，在整个过程中有许多因素均会影响酸痛的程度。

就周边神经而言，最典型的代表就是“闸门控制理论”，即在脊髓的背角区域有个类似闸门的控制系统，若刺激粗神经纤维就会把闸门关闭，使细神经纤维传递上来的酸痛感觉不会再往上传递。此外，许多化学间质像缓激肽（bradykinin）、羟色胺(serotonin)、激发性氨基酸、氢离子、前列腺素、氧化氮（NO）、神经生长因子及P物质等，也均会直接刺激感受器或使感受器变得更加敏感。

在中枢神经方面，从顶叶皮质、下视丘、中脑之导水管周围灰质、延脑上端及脊髓背角细胞，均有抑制酸痛的功能。近几十年来，学者们又发现上述构造均可分泌出内源性吗啡，例如乙型脑内啡（beta-endorphin）、脑啡肽（enkephalin）等，以达到止痛的功能。

酸痛的种类

酸痛可分为急性酸痛和慢性酸痛两种。

急性酸痛 通常有明确的病灶或伤害，有明确的起始时间，也容易对症治疗。

慢性酸痛 无明确的病因，外来的刺激也不一定存在，起始时间也很模糊。慢性酸痛往往是中枢或周边神经对外来刺激的反应或变化所致，且常伴随焦虑、忧郁等精神症状，治疗上也较困难。

举例来说，某甲因为弯腰搬重物闪了腰，造成急性下背痛，坐也不是，站也不是，甚至连在床上翻身也感到十分疼痛。此种情况看似严重，但因病因明确，病程不长，往往很快就可治愈。

反过来说，某乙下背酸痛多年，但行动走路正常，问起来也说不出什么特别原因，照X光除了骨刺之外没有其他异常；但因为经年累月的酸痛，造成其情绪的困扰，甚至生活及工作都受到影响。此种慢性下背痛治疗起来往往旷日费时，也很难完全治愈。

所以，罹患急性酸痛的患者，若在短期内未能恢复的话，应尽速就医，以免演变成慢性酸痛。

酸痛的特性

酸痛也与性别、年龄有关。

与性别的关系

流行病学的研究发现，女性的酸痛往往较严重，较频繁，也较持久，其酸痛范围较男性广泛。此外，头颈部、肌肉骨关节、内脏器官及自体免疫问题（如类风湿性关节炎）的酸痛，也以女性居多。

亦有学者发现女性的酸痛阈值（开始感到酸痛时的刺激强度，阈值愈低愈容易酸痛）及酸痛耐受度均较男性为低。反过来说，女性因酸痛而就医的意愿及配合度均较男性为高，故其酸痛的治疗结果也较为理想。

与年龄的关系

就年龄因素而言，老年人的酸痛阈值较高（即不容易感到酸痛），对酸痛的耐受度较低，对酸痛严重度的分辨也较差。也就是说，对于急性且严重的症状，老年人可能因浑然不觉而延误治疗的时机。

举例来说，急性盲肠炎发生在年轻人身上，会有剧烈的腹痛，而老年人却可能毫无症状。就慢性酸痛而言，老年人发作的频率并不比年轻人少，且往往伴随着精神问题，如焦虑、忧郁症等。对于慢性酸痛的治疗，老年人也常常需要合并多种方式（如药物、复健等）才能克奏其功。

1-2

临床上常见的酸痛症状

肌肉骨关节的酸痛是人类最常见的症状。

数据1 根据1990—1992年美国国家健康访查的资料，有16%的美国人罹患肌肉骨关节疾病，其中女性略多于男性。

数据2 肌肉骨关节疾病占了所有门诊量的30%，占所有住院量的33%。

数据3 在所有肢体活动有问题的人中，有46%是罹患了肌肉骨关节疾病。

数据4 根据加拿大的调查，5%的成年人因肌肉骨关节疾病而造成残障。

数据5 在复健界，无论是教学医院或是私人诊所，肌肉骨关节的酸痛也是门诊最常见的症状。

肌肉骨关节的酸痛依病程的长短，可区分为急性症状及慢性症状两种。

种类	病情	酸痛程度	治疗
急性症状	可在患处发现有红肿热的现象	较严重	较容易
慢性症状	无明显红肿热现象	较轻微	旷日费时

另一种分类法则是依患处的构造来分类，例如肌肉拉伤、肌腱炎、韧带扭伤等，以下仅将常见的症状做一简单的介绍。

肌肉的酸痛

因肌肉问题引起的酸痛，通常是闷闷、沉沉、酸酸的。患者常会感觉局部肌肉无力、疲劳，按压患处或该肌肉收缩时，都会诱发酸痛，甚至有时也会有肿胀或挛缩的现象。

会引起肌肉酸痛的原因很多，例如血流不足会引起肌肉缺血缺氧(系因血管阻塞或肌肉长时间过度收缩引起)；肌肉本身直接受伤(因运动伤害造成肌肉撞击、拉伤或血肿等)；肌肉的发炎(肇因滤过性病毒或自体免疫疾病)；或肌肉新陈代谢的问题(导因酵素缺乏或粒腺体的病变)等。

酸痛TIPS 肌肉的功能

肌肉有3个主要功能：一是引起动作，二是中止动作，三是姿势的维持。

功能	方式	例如
引起动作	有赖于肌肉的同轴式收缩(收缩之后,肌肉的长度缩短)	手臂肱二头肌收缩，使肘关节弯曲
中止动作	有赖于肌肉的延长式收缩（收缩之后,肌肉的长度变长）	把弯曲的手肘伸直时，需靠肱二头肌作延长式收缩,以免动作太快
姿势的维持	需肌肉作等长式收缩(肌肉收缩前后,长度不变)	打电脑时，肩颈部的肌肉需作等长收缩，以维持适当的姿势

由于肌肉作延长式收缩时，常需花费更多的力气，比较容易受伤，而这也是运动后数小时或一两天后，常会发生肌肉酸痛的原因。

肌肉拉伤

乃因肌肉不当的收缩或过度的牵张，导致肌肉纤维部分或完全断裂，常见于各种运动伤害。

肌肉拉伤依程度可分为三级：

等级	伤害程度	肌肉纤维	外观	肌肉力量
第一级	最轻	小部分断裂	没有肿胀或淤青，但局部有压痛感	不会或轻微变差
第二级	中度	部分断裂	有肿胀或淤青，患处有压痛感	变差
第三级	最严重	完全断裂	疼痛、肿胀均很厉害	严重变差

第二及第三级的肌肉拉伤常会伴随局部血肿，须作适当的治疗与复健(包括休息、冰敷、压迫及抬高患处、牵张运动及肌力训练等)，才可避免后遗症(例如化骨性肌炎)的发生。近年来由于超声波检查的发展，对于肌肉挫伤或断裂的评估，已可提供更客观的证据了。

肌膜疼痛症候群

这是由于急性或慢性肌肉拉伤、神经压迫、肌肉缺血、关节炎、营养缺乏等原因，造成的局部肌肉酸痛。

现代社会分工精细，每一个人往往只从事某特定的行业或工作，因而一些肌肉使用过多，有些肌肉却是难得被使用。尤其是使用过多的肌肉，很容易造成肌肉纤维微小的损伤或缺血、缺氧，久而久之便会产生肌膜疼痛症候群，例如整天打电脑的秘书人员，常有颈部及上背部肌膜疼痛症候群(图1–2)的困扰；理发师、作业工人、厨师、批价员、牙医师等也有类似的情形。

临床检查时，在特定的肌肉上会有紧绷的肌肉带，且其上有一明显压痛点(称为扳机点或引痛点)，当压迫或针刺该扳机点时，就会引起肌肉带的抽动反应，且产生特定部位的疼痛(即所谓的牵引痛或传导痛)。

图 1–2 肩颈部的肌膜疼痛

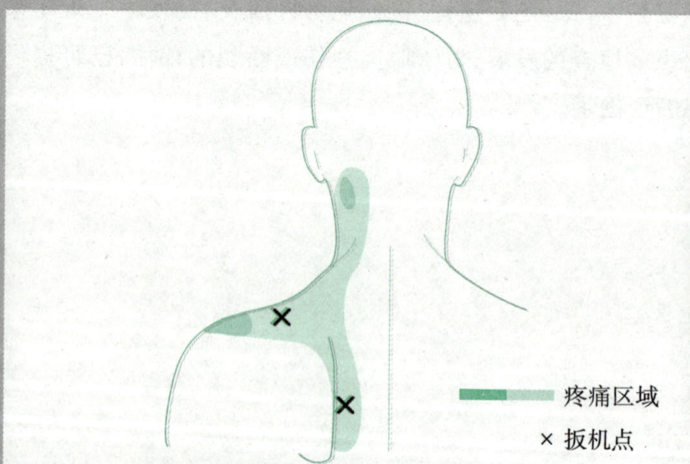

酸痛TIPS 电脑族易发肌膜疼痛症候群

近几年来，门诊中常有因过度使用电脑而来求诊的患者，这些电脑族主诉的症状，多是肩、颈、下背、手臂、手腕及手指的疼痛，由于主要原因与长时间微小伤害累积有关，因而被称为“累积性创伤疾病”(cumulative trauma disorder,简称CTD)。而此病也多导因于长时间的重复性动作，故也称为“重复使力之伤害”(repetitive strain injury,简称RSI)。其他尚有“过度使用症候群”(overuse syndrome) 等名称。

根据美国AT&T公司的统计，1985年每千名员工仅有1名罹患CTD，但到了1990年却跃升为9名，短短的5年间增加9倍之多；职业医学专家在研究中发现，至少有20%~25%的电脑使用者患有与电脑相关的症状，这些症状包括肌肉、骨关节疼痛，视觉功能障碍及精神失调等，其中多数人因为肌肉慢性的劳损，甚至演变成典型的“肌膜疼痛症候群”。

纤维肌痛(fibromyalgia)

这是一种慢性的、全身性的肌肉酸痛，虽然原因不明，但一般认为，是由于神经化学的缺失导致酸痛阈值降低，而使患者感到肌肉酸痛。患者以女性居多，虽然此症很难治愈，也会产生慢性酸痛，所幸药物、运动、热水澡等均可舒缓症状。

临床检查可发现身上特定的部位(例如颈部、棘上肌、第二肋骨处、肘外髁、臀部外上方、大转子处、膝内侧等处)，至少有11个以上的压痛点(图1–3)。

图 1-3 纤维肌痛患者常见的压痛点

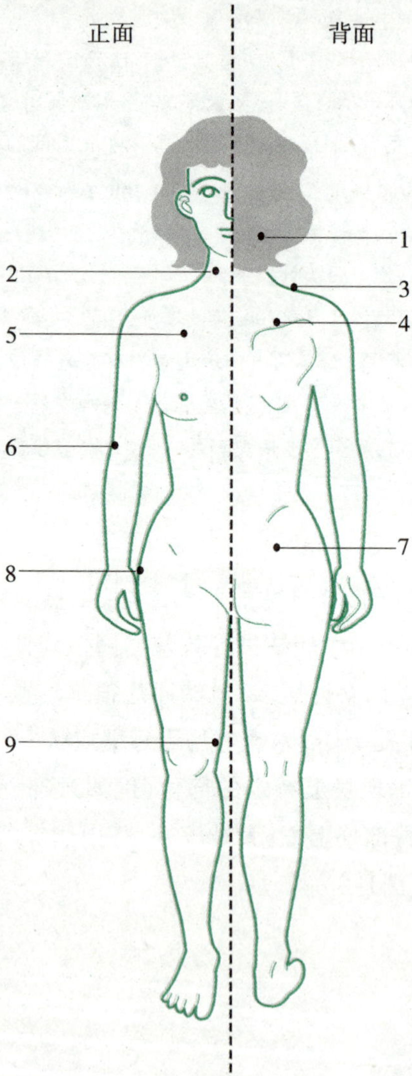

| 肌肉抽筋 |

这种现象是很多人都会有的痛苦经验，突然一阵莫名其妙的肌肉强烈、快速且不自主地收缩，并常伴随剧烈的疼痛。发作的部位以小腿后方的腓肠肌最常见。其原因可能是肌肉疲劳、缺血、缺氧或电解质失调所导致。发作时只要将脚板拉至与小腿呈90°，即可消除症状；若怀疑是电解质不足时（例如夏天长跑流汗且未补充电解质），就应适当补充。

肌腱引起的酸痛

“肌腱”是肌肉末端演变成的白色带状或绳子般的构造，通常附着于骨头上，主要功能是传递肌肉的收缩，以带动骨头及关节。有些较长的肌腱外方包围着两层保护膜，即是“腱鞘”。

图 1-6 肌腱与腱鞘

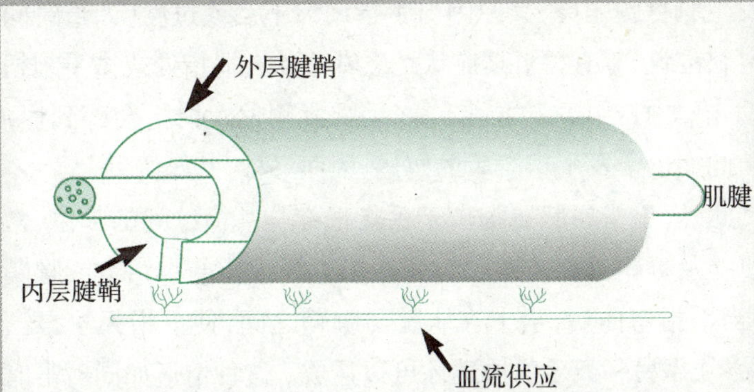

肌腱过度或不当的用力，便会引起发炎，造成局部肌腱的疼痛，且当该肌腱使力时，疼痛还会加剧。容易发生肌腱炎及肌腱腱鞘炎的部位如下。

肩膀

以肱二头肌(biceps)及棘上肌(supraspinatus)肌腱炎最常见。患者向前上方及外上方抬举手臂会感到疼痛,此症与提、抬重物或运动伤害等有关。电脑族长时间使用过高的键盘或是在过高的桌面上使用滑鼠均有可能引起肩膀的肌腱炎。

肘关节

肘关节肌腱炎最常发生于伸肌附着处,即所谓的"网球肘",其症状是肘关节外侧疼痛,且会延伸到前臂(背侧)及手背;其次是发生于屈肌附着处,称为"高尔夫球肘",症状是肘关节内侧疼痛,且会延伸至掌侧的前臂。

手腕及手指

在手腕背侧附近的大拇指伸肌及外展肌的共同肌腱,很容易发生肌腱腱鞘炎,其原因与手指用力不当或过度(如长时间敲击电脑键盘)等有关。其症状是患者移动大拇指处或做手腕扭曲的动作(如拧毛巾、拉拉链)时,手腕背侧偏大拇指会感到疼痛,由于此症也常发生于产后的妈妈,因而又称为"妈妈手"。

此外,手指屈肌肌腱位于手指根部与掌横纹间的部位,常因为肌腱及腱鞘发炎,在肌腱旁边形成纤维化的小结节或腱鞘囊肿,当手指弯曲后,会卡在肌腱与腱鞘之间,使手指无法自己伸直,必须靠另一只手的协助才可以达成。这种情形如同射击时扣扳机的姿势一样,所以也称为"扳机指",常发生于大姆指及第4指,女性比男性多。

酸痛TIPS 与肌腱有关的病变

肌腱常见的问题是发炎、退化(或变性)及断裂。会造成这些肌腱病变的原因,不外乎用力不当、使用过度、老化或是原有疾病(例如风湿病)的影响。

- 如果是肌腱本身发炎,称为"肌腱炎";如连外围的腱鞘都发炎了,则称为"肌腱腱鞘炎"。
- 发炎虽然不明显,但肌腱的构造已有缺陷或变质,就称为肌腱老化或变性。
- 发炎或变性的肌腱,若再加上外力或本身用力不当,相当容易引起断裂。
- 腱鞘发炎后,如果形成一个小囊肿,且内有黏稠液体,就称为"腱鞘囊肿",常发生于手腕背侧、掌侧及手指末梢。

临床检查,按压患处或该肌腱用力收缩时,都会引起疼痛,严重者外观还会出现肿胀现象。对于肌腱的种种病变(例如发炎、囊肿、断裂等),都可使用超声波来帮忙诊断。

韧带引起的酸痛

韧带是位于两个骨头之间的韧性带状构造，功能是维持关节的稳定。中文的"筋"有两种意义,一种是指肌肉中柔韧的部分,另一种意义即指韧带。肌肉、肌腱可以主动收缩,韧带则不行。当外来的力量超出关节活动的范围时,韧带就会受伤。

图 1-5 关节及周边组织的构造

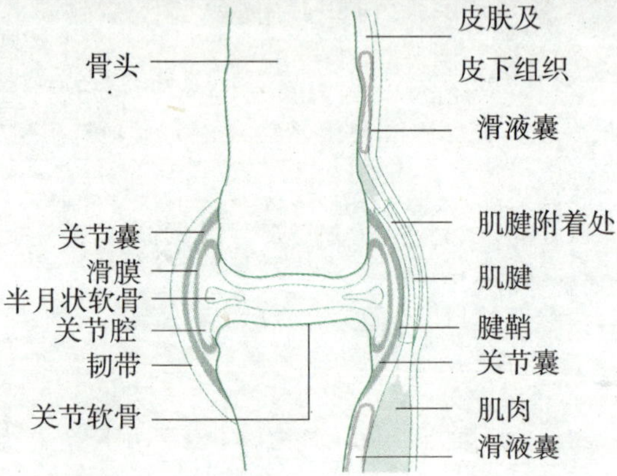

韧带扭伤的症状为局部酸痛、肿胀、关节活动变差，严重时还会有不稳定的感觉。所以临床检查时，除了局部压痛之外，还可检测关节的稳定性，以了解伤害的程度。

扭伤等级	伤害程度	关　节
第一级	最轻微	没有不稳定的现象
第二级	韧带部分断裂	稳定度尚可维持
第三级	韧带完全断裂	变得不稳定

滑液囊引起的酸痛

人体许多相邻的构造（骨头、肌腱、肌肉或皮肤）之间，都会有一些囊状的东西，其内有少许液体，可借以避免彼此间的摩擦，这即是滑液囊。根据部位的深浅，可分为皮下（或浅层）及深层滑液囊两种，当两个部位出现发炎时：

皮下滑液囊发炎 可见到局部肿胀。

深层滑液囊发炎 只有局部痛，外表上看不出来。

图 1–6 膑骨前面的滑液囊炎

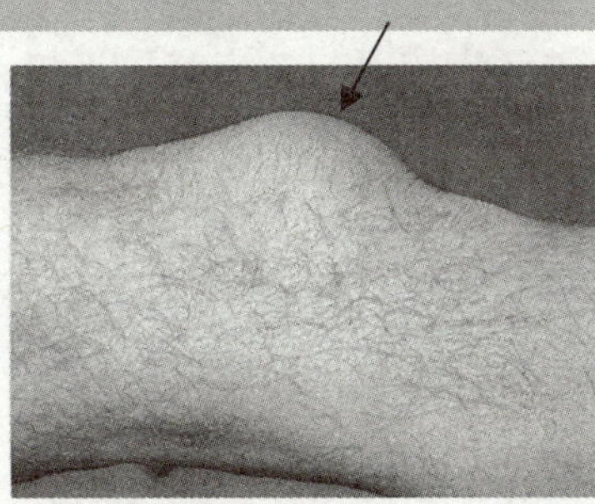

引起滑液囊发炎的原因，以外伤为最多，尤其是日常生活中重复的小伤害最常见，例如家庭主妇跪着擦地板，很容易引起髌骨（膝盖）前面的滑液囊炎。其他原因还包括病原菌的感染、本身既有的风湿病（痛风、类风湿性关节炎等）。

临床检查时，可发现局部患处有压痛感，且牵张患处时，亦会引起疼痛，必要时也可以用超声波协助诊断。

关节引起的酸痛

关节是骨头与骨头交界的部位，包括骨头、软骨、滑膜、关节囊及关节腔等构造（图1–5），在关节的外面还有韧带、肌腱、肌肉、滑液囊（统称软组织）等构造。除了软骨之外，所有的构造均受神经的支配，因此，当关节发炎、肿胀时，这些神经末梢会感受到物理(胀大)及化学(分泌各种物质)的刺激,引起酸痛的感觉。

引起关节炎的原因很多,包括外伤、退化、新陈代谢障碍、病原菌感染及自体免疫疾病等。大多数患者平时就会觉得酸酸胀胀的,而急性发炎时,更会感到"热热的"、"烧烧的",甚至痛如刀割。

临床检查时,关节会有肿胀、发红现象,局部有压痛点,活动该关节时,还会诱发或加重酸痛的感觉。此外,还必须区别到底酸痛是来自于关节本身或是周遭的软组织。

神经引起的酸痛

神经就像电线一样,可接受外来的讯息,也可执行大脑的指令。而神经病变引起的疼痛,不仅在肢体的深部会感到又酸又重,在表皮上也会有烧灼或针刺感,有些人甚至还会有间歇性的电击感传到部分或整个肢体。

神经痛常发生在特定的部位,例如正中神经病变疼痛的部位,多集中在第1至第3指全部及第4指桡侧(靠大拇指一侧)一半的指腹及掌部;而第5腰椎神经根的病变,其疼痛则会自下背部经臀部延伸至大腿后侧,并往下经小腿前部传到大脚趾,即一般所谓的坐骨神经痛。

神经有病变的人对于外界刺激会特别敏感,有时只要轻触该神经就会引起痛感;疲劳或情绪压抑时,还会使酸痛加重。除了神经痛之外,神经病变者也常伴随感觉功能(例如冷热感、触感)缺失、肌肉无力及深部肌腱反射异常等,因此,必须有经验的医师从上述症状中,去发现是哪一条或那几条神经有问题。

酸痛TIPS 急性疱疹痊愈后容易有神经痛的后遗症

约10%急性疱疹患者，当急性疱疹痊愈，疱皮脱落(图1-7)后，疹子处的皮肤不仅会从粉红色的疤痕逐渐地变白、萎缩，患处的皮肤也会逐渐变得敏感，用手轻触，甚至衣服摩擦，都会引起剧烈的抽痛，有些患者即使皮肤已完全复原，也仍会遗留下严重神经痛，特别是老年人和糖尿病的患者。

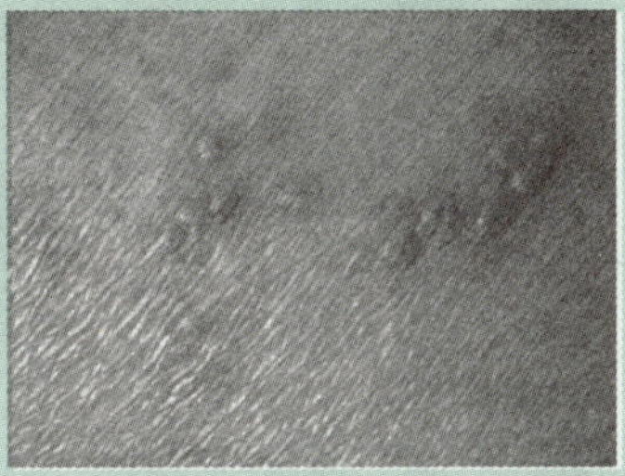

图 1-7 疱疹的皮肤变化

神经痛的症状通常会持续数月甚至数年之久。少数患者除了疼痛之外，还会伴随局部感觉迟钝或肌肉无力。此外，疼痛也常会影响患者的情绪及睡眠。

对于此症的治疗，可使用抗病毒药物、抗癫痫药物(如gabapentin, carbamazepine)、抗忧郁药物、鸦片止痛剂或神经阻断术治疗；其他治疗还包括刺激、辣椒膏等。但所有学者皆认为，发生急性疱疹时，愈早治疗能防止疱疹后神经痛的发生。

1–3

酸痛的治疗与复健

对于酸痛治疗的原则，都是从简易可行且副作用较小的方式开始，例如休息、冷热疗、运动治疗、单纯止痛剂等；再逐渐推进到具侵袭性且副作用较大的方式，例如手术、硬脊膜神经阻断术等。

当然，经由专业医师的指导，更可提供患者最佳的选择。以下仅将治疗的方式做一简要的介绍，以提供患者或一般民众参考。

正确的诊断

酸痛通常是一种警讯，提醒我们身体的某一部位或某些部位出了问题，但是到底出了什么问题，是肌肉疼痛，还是神经压迫？这往往有赖于专业医师才能作出正确的诊断。有些酸痛症状并不只是局部的问题，有可能与类风湿性关节炎、痛风、糖尿病或其他全身性疾病有关，所以必要时，医师也会建议做抽血检查、照X光、超声波或神经传导与肌电图检查。唯有诊断正确，才能在最短时间将酸痛减缓或消除。

休息

对于急性肌肉、肌腱、韧带受伤急性关节炎、神经炎治疗的第一步，就是适当的休息。一方面可让受伤的部位不再继续受到伤害，一方面则使其有机会复原。

找出致病因素并尽速改善

很多肌肉骨关节的酸痛与久站、久坐、不良的姿势、长时间从事特定工作（如打电脑）、工作环境不佳（如桌子太高、电脑荧屏不良等）、睡眠不足、情绪问题、运动过度、先天异常（如扁平足、长短腿等）等有关，这些因素都需要经由自己及医师好好研究，对于可能加重病情的因素更要尽速排除，酸痛症状才能获得改善。

例如很多上班族的下背痛，可能与久坐及坐姿不良有关，只要改善坐姿且每一小时起来走动一下，做做伸展运动，即可消除背痛；又如电脑族常有肩颈疼痛的困扰，也多与长时间不停使用滑鼠及打电脑有关，若能保持正确的姿势且每20～30分钟做做肩、颈的伸展运动，即可有效改善症状。

复健（物理）治疗

急性期可使用冰敷以止血止痛，慢性期则可使用热疗（热敷、热水浴）以加速渗出物的排除。此外热疗亦可使身体组织（如肌肉）放松，并可增进其延展性。其他还可使用电刺激、按摩及低能量激光，来减轻肢体的酸痛。

至于颈部或腰部神经根被压迫的患者（如骨性关节炎或椎间盘突出症），则可使用颈腰椎牵引来消除神经根的压迫。此外，还可利用各种运动治疗，达成下列4个目的：改善或维持关节活动度、增进肌力、减轻关节疼痛、增进关节功能。

药物治疗

对于较轻的症状，可使用单纯止痛剂（如普拿疼）、非类固醇消炎止痛剂及肌肉放松剂来治疗；必要时亦可加上镇静剂、抗忧郁药剂或吗啡类的止痛剂。对于局部病变（如肌腱炎、关节炎），必要时亦可使用类固醇局部注射。近年来，对于膝骨性关节炎的患者，也可使用玻尿酸关节腔注射。

针灸

对于急性肌膜疼痛，肌肉、肌腱、韧带扭伤等，针灸往往有立竿见影的效果。门诊常见有些患者的脖子因为落枕不能转动，扎针之后即可活动自如；又如急性下背扭伤的患者，在别人搀扶下一跛一跛地走进诊室，只在肌膜扳机点扎上一针马上健步如飞。至于关节炎或慢性疼痛治疗进展缓慢一些，但仍有不错的效果。

不过，针灸仍可能有些副作用，例如局部血肿、酸痛及晕针等，至于气胸、神经损伤、细菌感染等副作用，则甚罕见。

特殊的止痛疗法

对于严重的患者，可使用神经阻断术、硬脊膜神经阻断术等。

整脊及关节松动术

这种疗法乃是由治疗者针对肢体特定部位，朝某一特定方向，施以适当的力量，以改善脊椎或其他关节活动上的限制，进而影响神经系统功能，并促进身心的健康。整脊治疗对于许多急慢性肌肉骨关节病变，如下背痛、肩颈酸痛、五十肩及其他关节挛缩等，往往有立竿见影的效果，但须注意其禁忌证，如肿瘤、感染、关节不稳定、骨质疏松、骨折、动脉瘤、严重神经或血管病变等，以免产生不良的副作用。

手术疗法

手术切除患处(如肿瘤、椎间盘等)或手术将电刺激器植入中枢神经，均有止痛的效果。近年来人工关节置换术发展迅速，对于膝、髋及肩关节有严重病变的患者，也提供了良好的止痛效果。

其他疗法

放松疗法、生物回馈、静坐、瑜伽及行为疗法等，均可经由中枢神经的影响而减轻酸痛。

1-4

辅助疗法——推拿

原始社会中，无论是人与人或人与野兽间的战争，总免不了产生筋骨损伤。当有损伤和病痛时，患者会不自觉地用手抚摸伤痛部位。这种反射动作逐渐发展成为医疗行为，经过不断的整理，就成为古代的推拿术。因为推拿属于非侵入性的治疗，操作方便，且不需特殊场地设备，不仅患者接受度高，也广为流传。

推拿简史

推拿，是我国最古老的医治疾病方法。通过手法作用于人体体表的特定部位，以调节机体的生理、病理状况，来达到治疗的目的。在我国现存最早的医学著作——秦汉时期的《内经》中，就记载了推拿可治痹症及腹痛。

推拿治疗必须在中医基础理论上“辨证施治”，以达到“治病必求其本”的目的。秦汉三国时期，产生了我国第一部按摩专著《黄帝岐伯按摩十卷》，可知按摩疗法在当时已经普遍应用。

隋唐时期是按摩的兴旺时期，治疗疾病的范围扩展到了伤科领域；中医按摩也因当时隋唐文化的兴盛而传入朝鲜、日本、印度等国。明代时期，推拿被列入中医十三科之中，尤其是小儿推拿的形成（由于小儿服药困难，推拿疗法也适用于小儿）。清代中医学的标准教科书《医宗金鉴》，将推拿列入正骨八法之中，同时强调人体解剖结构的重要，使推拿正式成为伤科治病的手法之一。

推拿理论

中医认为人体中有许多经络，气血循着经络而行，就能维持人体健康；气血若被阻塞，则会产生问题与疼痛，也就是中医所谓的“痛则不通，通则不痛”。因此，治疗方式以疏通经络为主，经络畅通，就不会产生疼痛。

推拿的部位及手法的轻重

推拿的部位及手法的轻重，是依照经络的走向、病症虚实来决定补泻，以疏通患者经络，滑利关节，促使气血运行，调整脏腑功能，增强人体抗病能力，从而达到治愈病痛的目的。简单说，虚证用补，实证则用泻。

补 是补人体正气的不足，手法要轻而缓。

泻 是泻邪气之有余，手法要重而快。

关节肿胀是属于实证，不可推拿，但是若以补其他关节的经络穴道来泻正在肿胀的关节，也是一种方法。

推拿的手法

推拿手法是利用许多不同形式的操作方法，来刺激人体的经络穴位。常用手法可粗略归纳为数类。

以按提为主 如按法、拿法、掐法等。

以摩擦为主 如推法、摩法、搓法等。

以振动肢体为主 如摇法、滚法、抖法、扳法等。

推拿手法的熟练程度与如何运用，对治疗效果有直接影响。进行次序为由轻而重、由浅而深、由慢而快、先急后缓；手法则要持久、有力、均匀、柔和，从而达到深透作用。推拿治疗的整个过程，要精细地研究疾病的特点，随时观察病情的变化，即时决定适宜的治疗方案。

推拿疗法的适应证和禁忌证

适应证

推拿的适应证比较广泛。如外感的发热发冷、头痛、头晕；内伤杂病的慢性泄泻、胃痛、腰痛、痹症；外伤科软组织损伤、椎间盘突出、颈椎病变、肩风、腰椎骨性关节炎、关节扭挫伤；小儿的疳积、急慢惊风、小儿麻痹后遗症；妇科的痛经等。

禁忌证

推拿的禁忌证大致可归纳为以下几点。

- 病程已久、身体虚弱者，经不起推拿按压，可能会出现眩晕、休克的症状。
- 传染性或溃疡性的皮肤病、烫伤患部和开放性创伤。
- 怀孕、经期、产后恶露未净（子宫尚未复原）时，小腹不可推拿，以免发生流产或大出血。
- 急性传染病、肿瘤以及其他病情严重的患者。
- 极度疲劳和酒醉、沟通困难及无法配合的患者。
- 神经压迫症状较严重者，如出现大小便失禁及脊髓病变。
- 诊断不明的疾病也要避免。

传统推拿与物理治疗的比较

传统推拿与物理治疗的差异，主要在理论基础、治疗方法及疗效的不同。

物理治疗

物理治疗是属于西医系统，发展只有近百年的时间，但是发展很快，都是经过许多临床实验才发表出来的治疗方法。物理治疗是以肌肉骨骼、神经血管系统等人体的解剖系统为理论基础，找出问题的所在器官或组织，然后针对器官或组织来做治疗。

- 西医所谓的物理治疗，是指用物理的方法，来达到治疗效果，包括三方面：运动治疗、徒手治疗和仪器治疗。若是要比较物理治疗与中医推拿，最令人困惑的是按摩部位。物理治疗的按摩，是依据治疗组织的不同而改变。
- 针对肌肉的按摩，例如脸部肌肉麻痹的脸部按摩，可增加血液循环，防止肌肉萎缩。
- 针对肌腱、韧带的按摩，称为深层摩擦按摩法，可消除肿胀，促进肌腱与韧带的再生，增加韧性及去除组织间的粘黏。
- 神经松动术，可松开紧缩或粘黏的神经，恢复弹性与活性。
- 针对淋巴循环的按摩，可消除淋巴水肿，增加肢体的淋巴与血液循环。
- 对于关节的问题，一般不做按摩，而是做关节松动术、关节运动，辅以深部热疗及电刺激，以疏解疼痛。

传统推拿

中医推拿的疗效，注重于经络的畅通，通常会有促进血液循环与放松肌肉的效果。如果疼痛是由经络阻塞、气血不顺引起，推拿疗效就不错；但疼痛若由组织器官的病变引起，做物理治疗常有较直接的疗效。

不论是接受哪一种治疗，在治疗前都应该有仔细的评估，然后根据诊断给予适当的治疗，才是正确的医疗行为。若是神经被压迫所引起的神经痛，则不建议患者寻求一般的推拿师或整脊师治疗。特别要注意的是，对于严重的脊椎病变或血管异常的患者，若施以不当的推拿或整脊，则可能造成骨折、脑中风、神经压迫，甚至死亡等并发病症。所以，最好是经过医师仔细的诊断之后，再做治疗。

1 推法

适应证：腰背部陈旧性损伤、肌膜疼痛、肌腱炎、各种慢性肌肉劳损及风湿疼痛。

常用推拿手法

推法
拿法

2 拿法

适应证：拿法常合并揉捏或弹放一起使用，临床常用于头颈、四肢及腰背部肌肉肥厚部位，因此适合肌膜疼痛、肌腱炎、各种慢性肌肉劳损及关节炎。

1

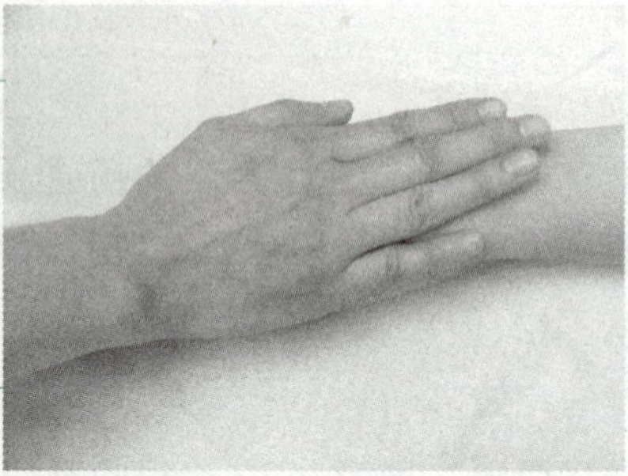

图 1–8 推法

动作：用掌面或手指于软组织（即肌肉、肌腱及韧带等）的表面，进行上下左右推动。力道应均匀而有力，才能直达较深部的软组织，频率约每分钟30～40次。

攻效：增加局部血液循环，去淤生新，可消肿及减轻患部的酸痛，也能使痉挛的深部软组织放松，有助于粘黏的肌腱、韧带、疤痕组织软化分离。

2

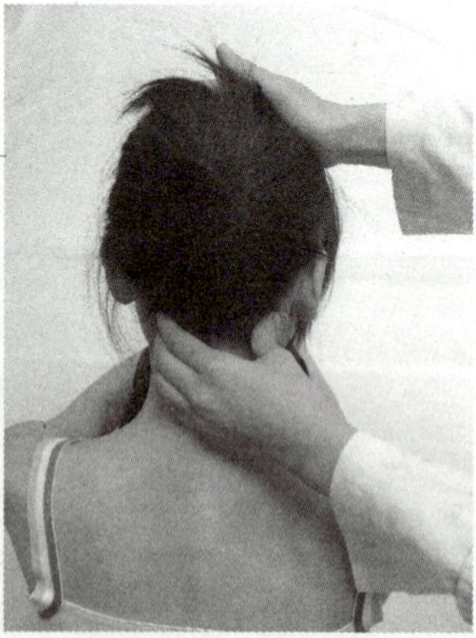

图 1–9 拿法

动作：以拇指和其余四指相对用力拿捏肌肉或肌腱，拿捏时的力量须与肌肉走向呈垂直方向。

攻效：可强烈刺激肌肉、神经及软组织，有助于缓解肌肉痉挛，改善局部血液与淋巴循环。此外，此法亦有消肿止痛、增进萎缩肌肉张力的功效。

3

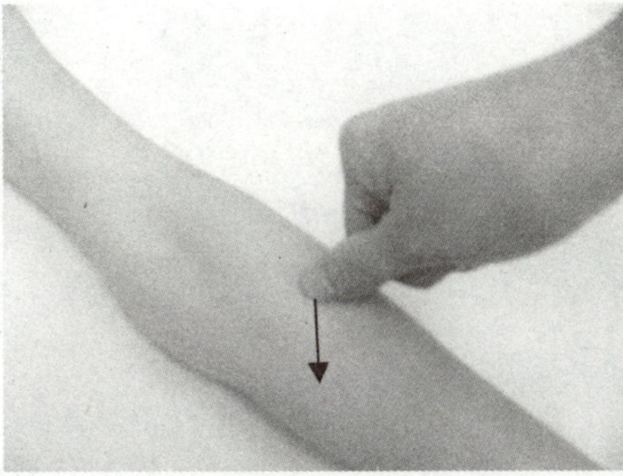

图 1-10 按法

动作:以一定的压力,用手指、掌侧或拇指在患部或穴道上按压揉动,平均每秒钟两次。

功效:透过刺激穴道,调整经络淤滞的气血,能使突出移位的组织复位,减轻神经的压迫。对于粘黏的韧带也有分离的作用。

4

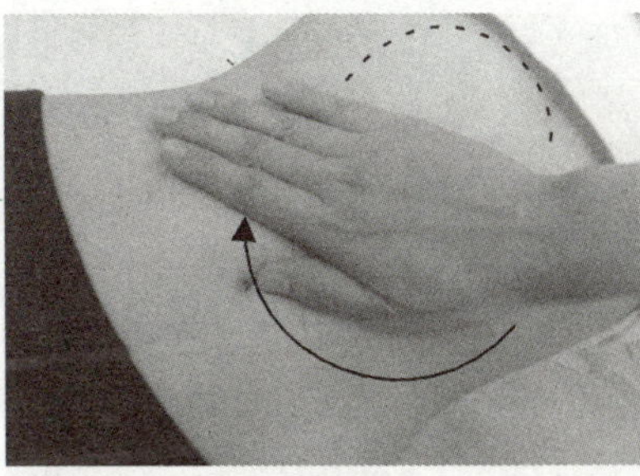

图 1-11 摩法

动作:用指腹或手掌接触治疗部位,轻轻地做来回圆形或直线形的抚摩动作,力道应均匀有力且达较深部的软组织。

功效:此为最轻度的皮肤刺激,配合滑石粉或油类慢慢地摩揉,还有镇静效果。可消肿散淤及借助放松痉挛的软组织,来减轻患部的酸痛。

3 按法

适应证:点状的加压刺激法,常用于针灸的经穴,尤其是四肢或肌肉较丰满的部位。较大力量的按压法,对腰椎间盘突出、慢性腰背部劳损及坐骨神经痛合并肌肉紧绷疼痛,也有缓解的作用。

4 摩法

适应证:在一般理筋手法的开始及结束时使用,可适用于全身各部位。此手法较轻柔,故在筋骨损伤稳定后的初期即可使用。

5 搓法

适应证：常用于四肢、肩膀、膝盖等关节或腰背胸腹肌肉丰满处。此法常用于理筋手法的结束阶段使用。

常用推拿手法

搓法
滚法

6 滚法

适应证：适用于颈项、腰背、大腿等肌肉肥厚的地方，肌膜疼痛或各种慢性肌肉劳损皆可使用。

5

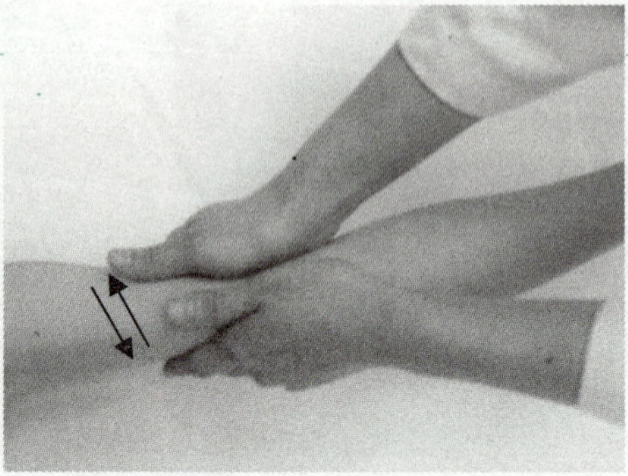

图 1–12 搓法

动作：搓法是用两手掌相对地包夹住肢体的治疗部位，再做前后或上下搓动。

功效：有松弛肌肉、消除肌肉疲劳及调整肌群协调能力的作用。

6

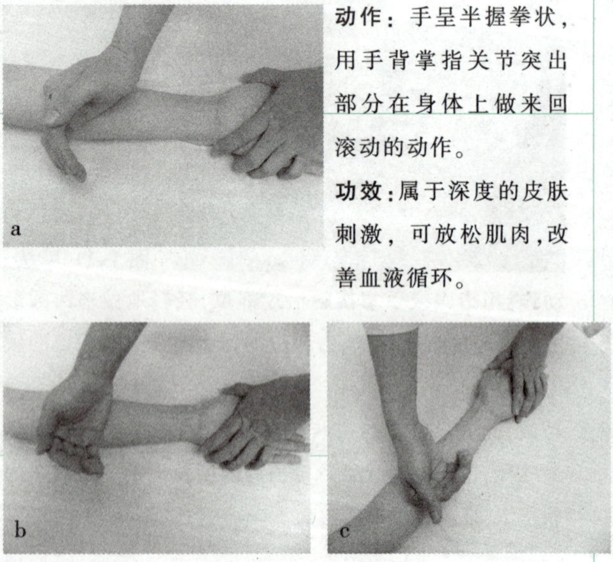

动作：手呈半握拳状，用手背掌指关节突出部分在身体上做来回滚动的动作。

功效：属于深度的皮肤刺激，可放松肌肉，改善血液循环。

图 1–13 滚法

7 揉法

适应证：可适用于全身各部位，包括头颈躯干及四肢的伤筋、胸腹部的挫伤血肿。

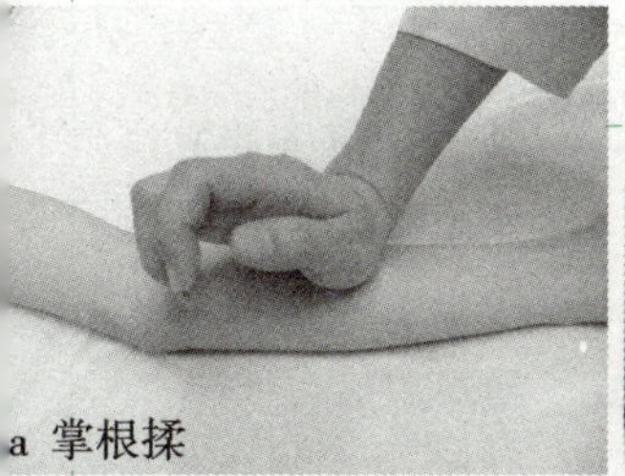

a 掌根揉

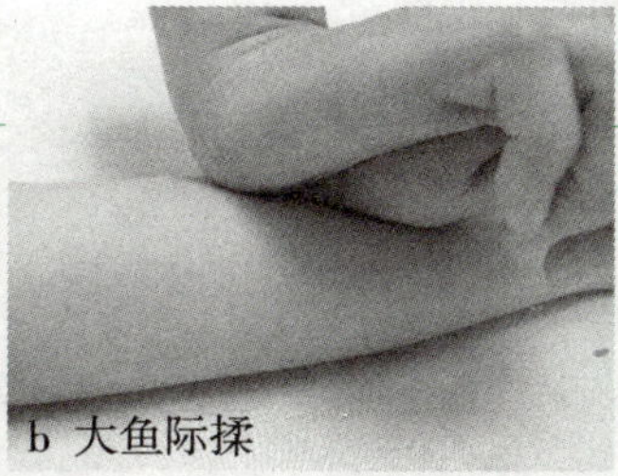

b 大鱼际揉

图 1-14 揉法

动作：用手指或手掌的掌根（靠近手腕处）或大鱼际（靠近大拇指底端肌肉肥厚处，像鱼肚的地方），在皮肤上轻轻回旋揉动的手法。此时治疗者的手不能移开所接触的部位，以使皮下组织随之滑动。

功效：此为较轻度的刺激，可消除外伤引起的淤血肿胀，减轻疼痛。也可用来缓和其他强刺激的手法，作为收尾的部分。有时会以垂直筋肉走向的方式揉动，并配合拨动筋络的手法，具有缓解痉挛、松动组织粘黏的效果。

常用推拿手法

揉法

抖法

8 抖法

适应证：多用于四肢关节，常于理筋手法结束时使用。

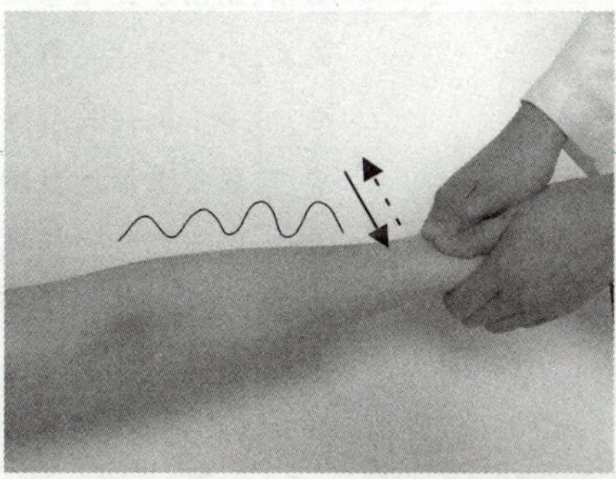

图1-15 抖法

动作：用手握住肢体的远端部分，轻轻抖动肢体。

功效：可松弛肌肉和关节，协助关节恢复正常活动功能。

9 掐法

适应证：点状的加压刺激法，常用于骨缝或筋骨间的凹陷部位。对肌肉紧绷型头痛、慢性肌腱炎及一些关节疼痛均有缓解作用。

常用推拿手法

掐法
摇法

10 摇法

适应证：多用于四肢关节、颈部及腰部等发炎僵硬的状况。

9

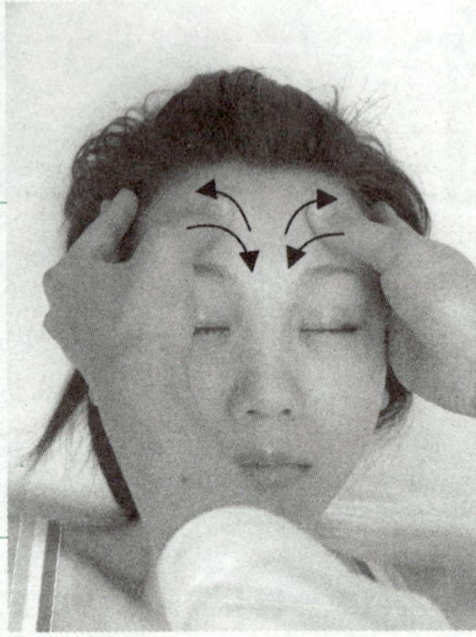

动作：用手指指腹按在患部，并以指端的力量去压迫推动软组织。

功效：较强烈的刺激手法，可使淤滞的气血疏通，亦可缓解痉挛的肌肉。

图 1–16 掐法

10

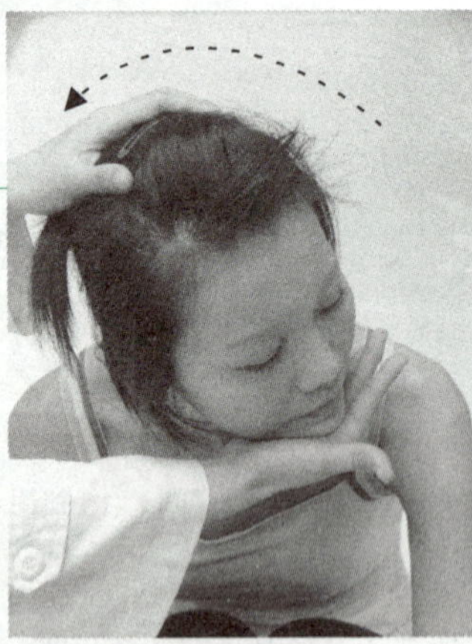

动作：用两手托住患处关节，一手握住关节近端，另一手握住关节远端，按照关节活动范围大小，做来回旋转摇晃的动作。

功效：使粘黏的关节囊及韧带松动，协助关节恢复正常的功能。

图 1–17 摇法

11 扳法

适应证：使用的部位以颈椎及腰椎居多，使用时机包括肌肉拉伤的亚急性期、椎间盘突出及慢性关节炎。但是若出现神经压迫的症状（如肢体麻木、无力）时，则不可贸然使用该手法，最好就医接受进一步的诊疗，以免造成病情的恶化。

常用推拿手法

扳法

11

图 1–18 扳法

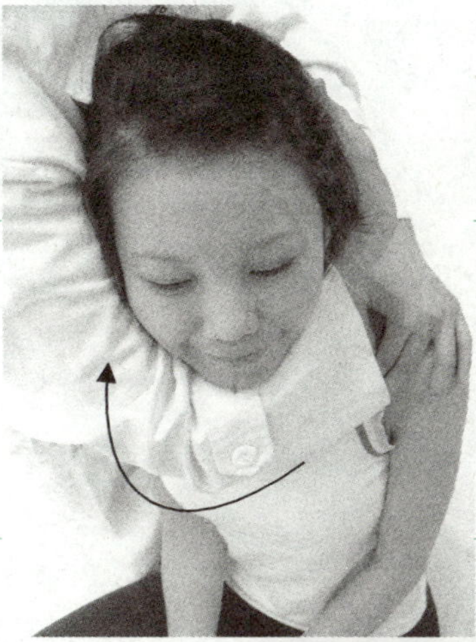

a 颈椎提升旋转扳法

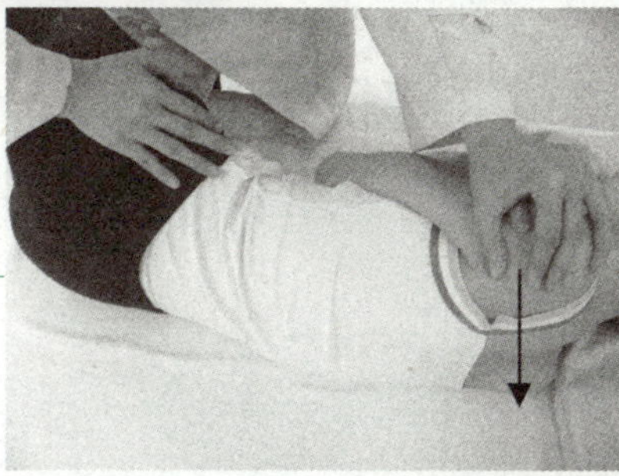

b 腰椎斜扳法

动作：扳动脊椎等相连接的关节，使关节伸展或旋转活动。需依据关节的活动范围，来掌握旋转扳动的角度及力量，例如：为了拉开上下紧扣的关节，在颈部需先提伸牵引再旋转扳动；在腰部操作时，则需一手推肩，另一手搬臀，以相反方向用力使脊椎旋转松动。

功效：可松弛关节周围的韧带及肌肉，改变关节中的压力。协助关节恢复正常的相对位置。对于关节僵硬及发炎后的组织粘黏都有帮助。

Part2
酸痛速解法

到底是哪里痛？有的人可以清楚指明痛处，有的人却老半天找不到痛点，反正就是全身上下感觉酸麻疼痛。其实，引发身体各部位疼痛的原因不尽相同，治疗方式当然也不能一体适用。本篇将依照肩、颈、手、胸的酸痛症状，详细图示发生部位的构造，再以临床实例导引，解说该部位常见病症、治疗方法（药物、注射、复健、手术）、除痛动作、注意事项、保健方法（习惯、生活）等，期能迅速找出痛因，对症治疗，使患者不再每天喊痛。

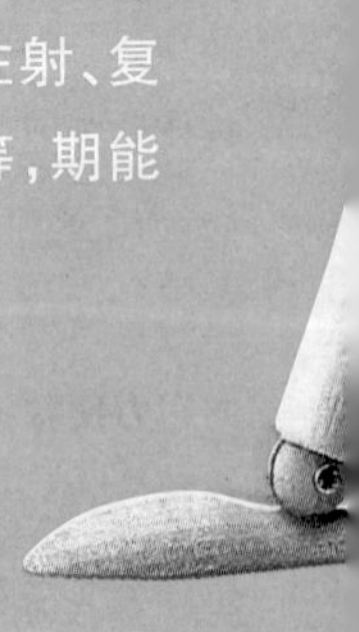

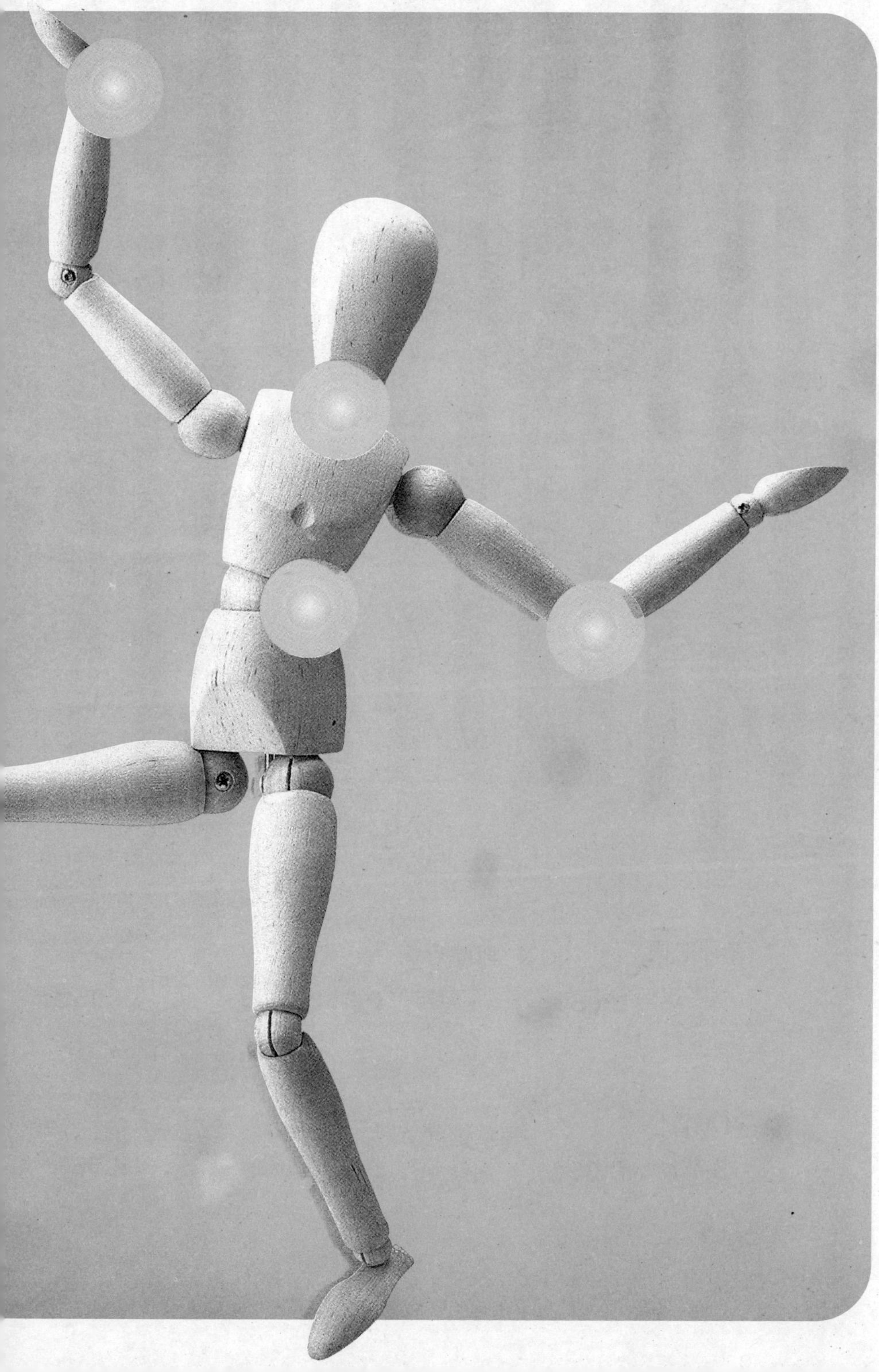

2-1

颈部的酸痛

颈部酸痛知多少？

根据学者们的研究，20～65岁发生颈部酸痛的比率为11.5%～22.2%；若询问过去一年内有过颈痛的比率，则高达26%～61%；而一生中曾被颈痛困扰的比率，更高达71%。

此外，亦有人针对特定族群颈痛的比率作研究。

特定族群	颈痛比率
医院秘书	33%
男性雇员	20.6%
女性雇员	36.6%
男牙医师	48%
女牙医师	62%

由以上可知，显然女性颈痛的比率高于男性。而近年来，因为电脑的使用日趋频繁，使用时间亦日趋延长，亦使颈痛比率增加。如Cakir发现，70%的电脑打字员曾罹患颈痛；而Kemmlert研究550位公司员工，也发现50%的人有过颈部及肩部的疼痛，且女性员工疼痛的比率远高于男性员工，原因可能是女性员工打字及操作机器的比率（43%）远高于男性（7%）。

造成颈部酸痛的原因

颈部酸痛的产生，与工作量、工作时间、姿势、习惯及精神压力都有关。也就是说，工作量太大，工作时间太长、工作时姿势不正确、工作时习惯久坐或久站，以及精神压力太大的人，颈部酸痛的比率都较高。其他原因还包括枕头太高或太低、电脑荧幕高度不合适、睡眠障碍、外伤（例如车祸、运动伤害等）、骨刺及肿瘤等。

颈部酸痛的临床实例

【实例 1】

王先生(30 岁),早上睡醒后突然感到脖子僵硬、疼痛,无法转动,也没办法开车。

临床检查:发现颈椎活动度变差,尤其右转、右侧弯及后仰最严重,几乎动一下都不行。经医师详细检查发现,王先生右颈提肩胛肌(图 2–9)处有压痛点。

神经学检查:无任何异常。

医师诊断

经诊断为"落枕"后,为了迅速减轻疼痛,乃在阿是(压痛点)、落枕、阳陵泉等穴位施以针灸治疗。10 分钟后,患者症状已有明显改善,颈椎右转、右侧弯及后仰角度都接近正常,但仍建议患者维持正确的姿势(头摆正、眼睛平视及收下颚),并使用人体工学枕(图 2–1),以防止症状复发。

使用人体工学枕睡觉时,宜选择适当大小的枕头(平躺时额头与下巴成水平)。初期使用时,脖子可能会有点不舒服,可先采用弧度较小的一端,习惯后再换睡弧度较大的一端。

图 2–1 人体工学枕或健康枕

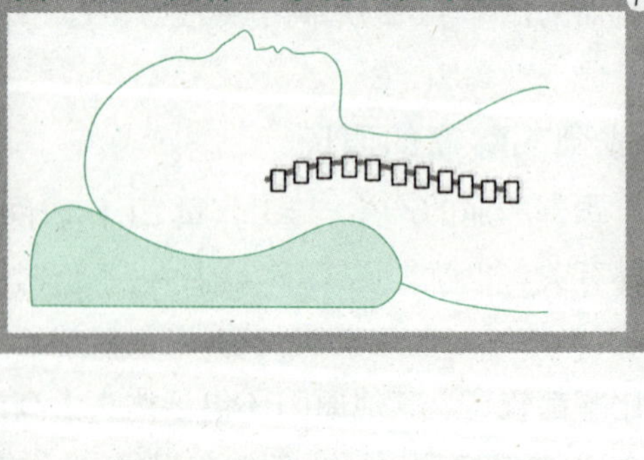

【实例 2】

张太太(50 岁),近两个月来,颈部及左侧肩胛常感到胀痛,一个月前,左手臂、前臂及中指开始有麻木感。

- **病史询问:**10 年前曾发生车祸,当时脖子连续痛了 3 个月。
- **临床检查:**发现其颈椎有神经压迫现象,左上臂三头肌肌力变差,且三头肌深部肌腱反射降低。
- **一般 X 光检查:**发现颈椎第 6、7 节有明显骨刺,且左侧第6、7 节颈椎之间的神经孔,也因骨刺而变窄。
- **肌电图检查:**发现左侧第 7 条颈神经根有问题。

医师诊断

经诊断为颈椎骨性(或退化性)关节炎合并左侧第 7 颈神经根病变,医师处方消炎止痛剂,并安排颈椎热敷、牵引及左侧上肢电刺激治疗。2 周后症状有明显改善,两个月后完全治愈。

【实例 3】

陈小姐(30 岁),一个月前开车等待绿灯时,突然被酒醉驾驶的货车由后方追撞。所幸已系上安全带,身体的移动较少,但是头部则被往前甩出又弹回至头靠上。到了当天下午,颈部渐渐感到酸痛,连转头倒车都感到困难。

- **临床检查:**发现颈椎较僵硬,按压颈部有明显的痛点,颈椎活动时疼痛,但神经学检查并无异状。

医师诊断

经诊断为“颈椎过度后仰”造成的伤害,给予局部电刺激、冰敷、戴颈圈及消炎止痛药治疗,疼痛症状于 2 周后逐渐缓解。

颈椎的构造与功能

图 2-2 颈椎的斜面观

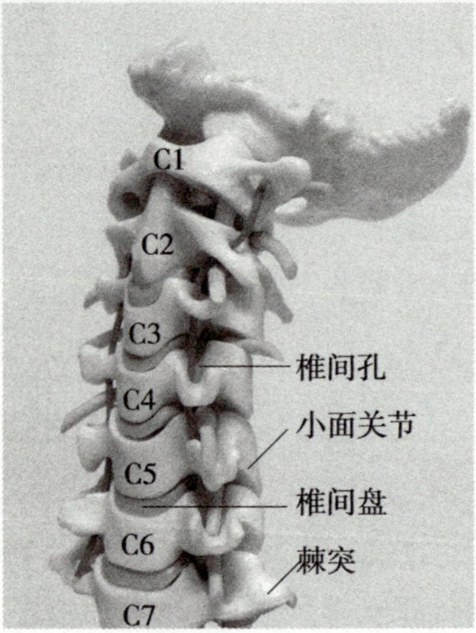

*C1 指第一颈椎，余类推

人体的的颈椎有 7 节，采上下排列方式（图 2-2），如果从左侧方看过去，很像英文字母的“C”且凸侧在前。

第 1 颈椎为球状构造；第 2 颈椎则有一齿状突起，与第 1 颈椎前半部形成关节（图 2-3、2-4）。

图 2-3 第 1 颈椎的构造

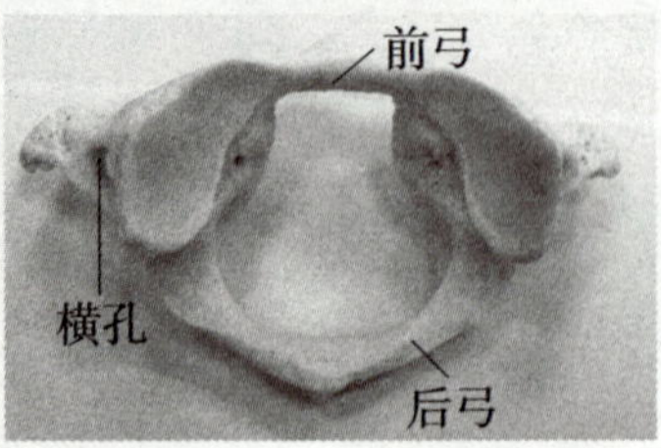

* 由上看下

图 2-4 第 2 颈椎的构造

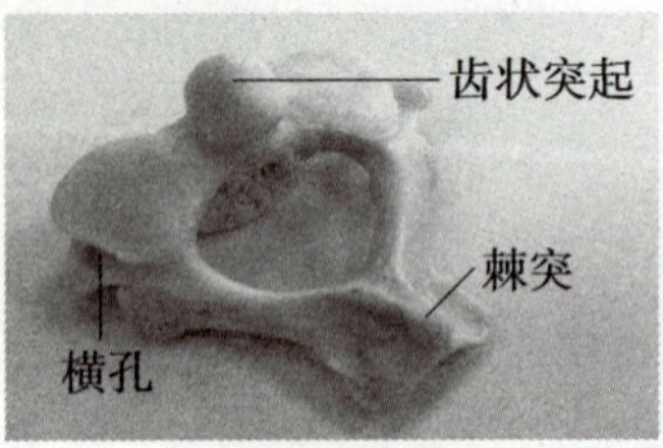

第 3 至第 7 颈椎的形状相似，前有椎体及椎间盘，后有椎弓(图 2–5)。其中，椎体主司颈部的支撑；椎间盘除了支撑作用外，尚有延缓脊椎冲撞的功能；椎弓则包围脊髓，具有保护脊髓神经的功能，可分为根部、关节突起、椎板及棘突等部分。

图 2–5 第 3~ 第 7 颈椎的构造

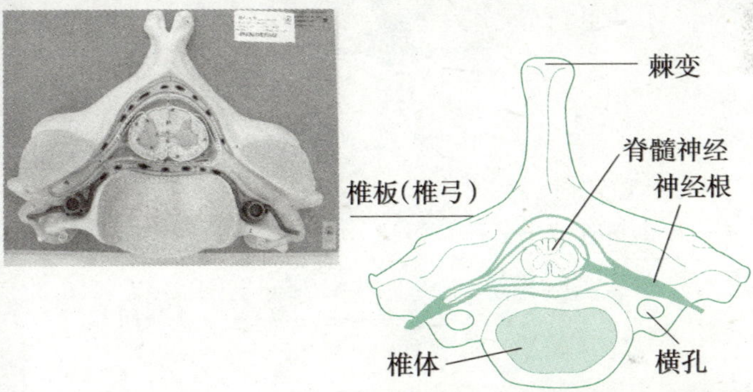

上下关节突起部分，还会形成“小面关节”(图 2–2)。颈椎两侧的横状突出物即是横突，横突的中间有一称为横孔(图 2–3、2–5、2–6)的小洞，上下串联，乃是颈部血管通往大脑的孔道。

图 2–6 脊椎动脉经颈椎横孔进入头部(颈椎正面图)

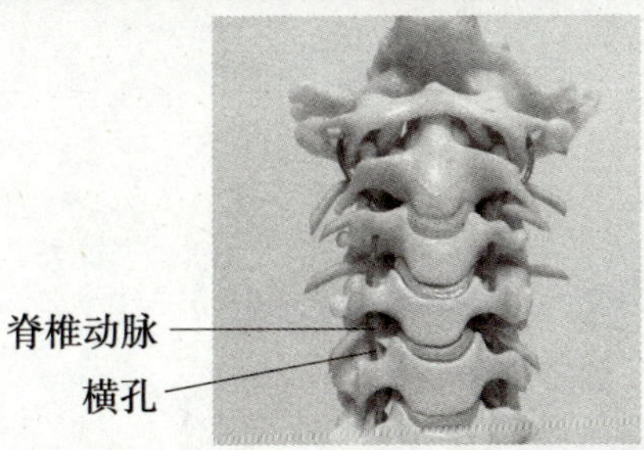

除了骨头、关节及韧带之外，颈部还有许多的肌肉分布其间，如颈部前面及侧面的斜角肌（scalenus）、颈长肌、头长肌（图2-7）及胸锁乳突肌（图2-8，使颈部前弯及旋转）；颈部后面的浅及深层伸肌；自颈部延伸至下背的斜方肌（trapezius，图2-8）等。

图2-7 颈部的肌肉（屈肌）

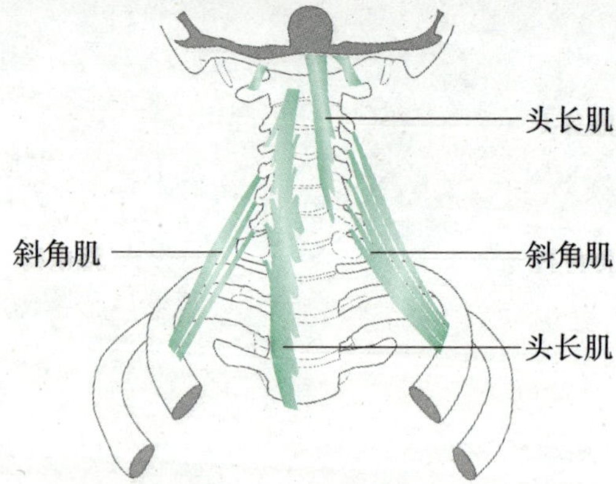

图2-8 颈部的肌肉（胸锁乳突肌与上斜方肌）

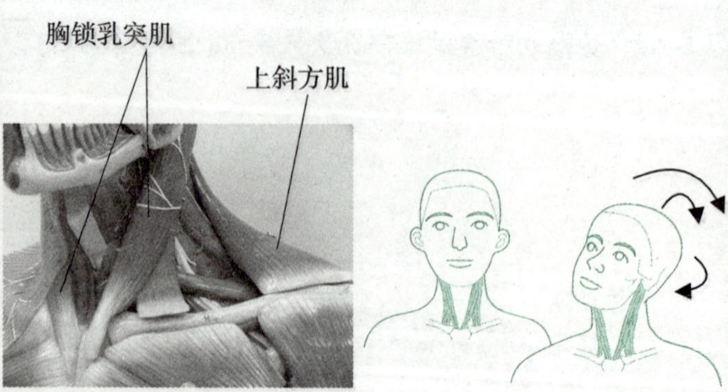

此外，在斜方肌的内层还有提肩胛肌、菱形肌（俗称膏肓）、棘上肌及棘下肌等重要肌肉（图 2–9）。

图 2–9 颈部的肌肉

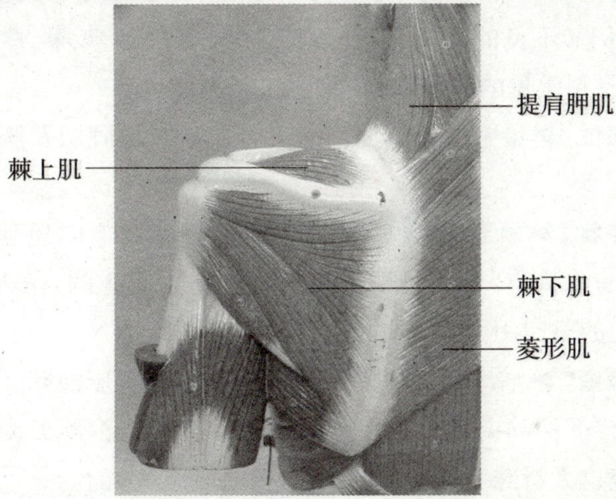

由于这些肌肉的收缩，颈椎才可以做前弯、后仰、旋转及侧弯等动作。此外，颈部的肌肉亦有助于维持姿势的平衡与稳定，以便于上肢从事各种活动。

颈部常见的酸痛病症

颈部肌肉或韧带拉伤

可能原因 ▶乃因姿势不良、颈部肌肉或韧带受到外来的伤害所导致,例如不良的睡姿、颈部扭转太快、打喷嚏、咳嗽、跌倒或车祸等,是很常见的原因。

影响部位 ▶最常受伤的肌肉是斜方肌、提肩胛肌及胸锁乳突肌等。

临床症状 ▶颈部后面中间至下方感到疼痛,有时还延伸到后脑、肩膀或胸前。患者不仅感到颈部酸酸的、重重的,在转动脖子或受伤的肌肉用力收缩时,还会使酸痛加剧。

诊断检查 ▶临床检查可发现颈部后面两侧有压痛感、肌肉紧崩、颈椎的活动也受影响。但神经学检查完全正常,X 光及实验室检查也无特殊变化(故通常不需抽血或照 X 光)。

治疗方式 ▶减少颈部活动,使用颈圈、冷热敷、颈椎牵引(必要时),服用止痛剂,针灸及复健运动等。

肌膜疼痛症候群

可能病因 ▶肌肉拉伤、关节炎、营养缺乏、神经压迫等种种原因可造成颈部肌肉酸痛。

影响部位 ▶常引起此症的肌肉包括斜方肌、斜角肌、胸锁乳突肌及颈后伸肌等。

临床症状 ▶有明显的扳机点及抽动反应,当压迫扳机点时,会引起特定部位的疼痛。例如按压胸锁乳突肌的扳机点,会使疼痛延伸至前额、脸部、眼眶及后脑(图 2–10)。

治疗方式 ▶局部注射、针灸、牵张运动、冷热敷及药物治疗等。

图 2-10 胸锁乳突肌肌膜疼痛症候群的扳机点及疼痛部位

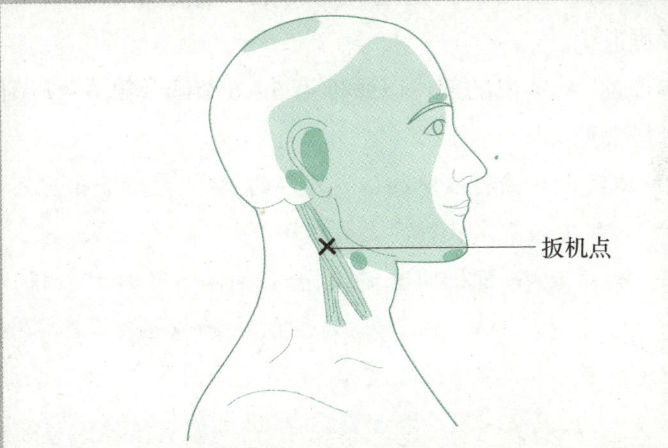

酸痛TIPS 开车族最容易发生颈部酸痛

台北市职业驾驶调查发现，高达半数的计程车司机，在过去一年中曾发生下背痛及颈部酸痛。引起职业驾驶肌肉骨骼酸痛的原因，包括长时间开车，姿势不良、搬重物及长时间重复的动作等。尤其长时间开车，稍不注意就形成了头向前倾、下巴突出、肩膀向前、弯腰驼背等不良的姿势。

此外，长时间固定不动的姿势与情绪的紧张，均会使颈部及肩膀的肌肉紧绷、僵硬，例如新手上路时会不自主地紧抓着方向盘，时间一久就会引起肌膜疼痛。

椎间盘突出症

可能病因 ▶由于颈椎间的软骨（即椎间盘）向斜后方突出而造成神经（图 2–2、图 2–5）的压迫。其病因可能是外伤、不良的姿势或颈椎退化。

影响部位 ▶突出的部位以颈椎第 5 ~ 6 节间及第 6 ~ 7 节间的软骨最常见。

注 依突出部位的不同及压迫神经的差异，患者会出现各种不同程度的麻木及肌肉无力；

- 第 5 ~ 6 节椎间盘突出，会压迫第 6 条颈神经根，造成手肘屈曲肌（肱二头肌）无力，大拇指也会有麻木感。
- 第 6 ~ 7 节椎间盘突出，会造成手肘伸肌（肱三头肌）无力，且食指及中指发麻。

临床症状 ▶发病年龄以 30 ~ 50 岁居多。刚开始可能只有颈部酸痛，但疼痛会逐渐延伸到肩膀、手臂及手指，使患者常因疼痛而睡不安枕。有时疼痛还会延伸至头部或前胸；若是脊髓神经被压迫时，患者还会出现背痛、腿痛、下肢无力，走路不稳及小便困难等症状。

诊断检查 ▶临床检查发现患者颈椎活动变差，有时脖子还会歪一边，使患者颈部前弯、后仰及旋转均会感到疼痛。此症的诊断以磁振造影或电脑断层扫描为主。另外，肌电图与神经传导检查、诱发电位检查及一般 X 光摄影等，也都可提供参考。

治疗方式 ▶包括颈圈、冷热敷、电刺激、颈椎牵引及药物治疗等。只有少数患者（20%）因症状严重（脊髓神经压迫）或上述保守治疗无效，才需要接受手术治疗。

颈椎骨性关节炎(骨刺)

可能原因 ▶与颈椎老化有关，因为一个人年龄变大（40岁以后），颈椎椎间盘的水分会变少，软骨的弹性变差，软骨附近的骨头也因受到刺激而逐渐长出骨刺。

临床症状 ▶此症多发生于40岁以上的成年人，主要的症状是颈部及后脑疼痛，有时疼痛也会延伸到肩膀或前胸。

注

- 颈部神经根(属周边神经，见图2–5)被压迫时，手臂或手指会有麻木感，肌肉也会无力。
- 脊髓神经(属中枢神经，见图2–5)被压迫时：除了手臂、手指之外，连下肢都会感到麻木、无力，走路也变得不稳，甚至小便亦有困难。
- 颈部的血管被骨刺压迫时，会感到头晕目眩或耳鸣。

诊断检查 ▶颈椎长骨刺不一定有症状，故X光片上看到的骨刺须与临床症状配合才有意义。若怀疑神经根压迫的话，可用肌电图检查来证实；临床上若发现脊髓神经压迫时，可安排磁振造影或电脑断层扫描检查。

治疗方式 ▶只是神经根压迫时，可使用颈椎牵引、热敷、电刺激或颈圈来治疗；若是脊髓神经有明显压迫时，则以手术治疗为宜。

颈椎过度后仰的伤害

根据统计发现，在快速道路上开车比一般道路压力大。随着路况及交通事故的影响，若遇到紧急刹车或冲撞的瞬间，还可能会造成颈部过度后仰的“鞭绳样伤害”（whiplash injury，当后车追撞前车时，前车驾驶员的头颈部会先后仰再弹回前方，由于伤害的过程中，颈椎急速后仰及前屈的动作，好像是使用鞭绳一样，所以又称为“鞭绳样伤害”。）轻者只有颈部酸痛，严重时可有椎间盘病变及神经压迫的情形。

可能病因 ▶发生车祸时，前面车子驾驶员或乘客的身体，被后面的车子急速往前推，但头部仍留在原处，使得颈椎过度后仰，造成肌肉、韧带、骨头、神经甚至咽喉、食道的伤害。

临床症状 ▶大多数患者刚受伤时，症状并不明显，但过了半天、一天后，脖子会逐渐感到酸痛，此时若转头或扭动脖子，症状会变得更严重。患者通常会感到头痛，脖子前面的肌肉摸起来也很不舒服。其他症状还包括头晕目眩、声音沙哑、手臂麻木、吞咽不适等。

诊断检查 ▶一般 X 光、磁振造影等检查通常无明显变化。

治疗方式 ▶治疗上首先要确定是否合并颈椎骨折、脱臼、头部外伤或神经受损，若无上述严重伤害，使用颈圈、冷热敷及药物治疗即可。有些患者除了颈部酸痛之外，还会有手部发麻、疼痛的现象，很可能是颈部神经根受伤之故，对于这类患者，若颈椎 X 光并未发现骨折或不稳定的现象，则可尝试颈椎牵引以改善病情。大多数的患者在 2～3 个月内会逐渐改善。

落枕

可能病因 ▶因睡觉时，颈椎长时间的不良姿势（如侧弯或旋转一边）所造成。

临床症状 ▶典型的症状是患者早上睡醒后，脖子就歪一边或是僵硬不动，且稍微扭一下脖子就感到疼痛。

影响部位 ▶病变的部位有 3 种可能：

- 椎间盘突出压迫到硬脊膜；
- 颈椎小面关节被卡住；
- 肌肉（通常是提肩胛肌）拉伤或肌膜疼痛。

治疗方式 ▶包括冷敷、药物（口服或注射）、整脊、颈椎牵引、电刺激及针灸等。此外，符合人体工学的枕头（如图 2-1，参见 P.52）及正确的姿势，对于落枕的治疗与预防，也有很大的帮助。

其他症状

以上是一般人较常发生的症状，其他尚包括风湿病（类风湿性关节炎、僵直性脊椎炎等）、病原菌感染、肿瘤及内分泌疾病等。

颈部酸痛的运动治疗

颈椎关节运动

1 颈部前屈

动作:颈部向前弯曲。

功效:增进颈椎关节功能。

2 颈部后仰

动作:颈部向后仰抬。

功效:增进颈椎关节功能。

3 颈部右侧弯

动作:将颈部向右侧弯曲。

功效:增进颈椎关节功能。

4 颈部左侧弯

动作:将颈部向左侧弯曲。

功效:增进颈椎关节功能。

1

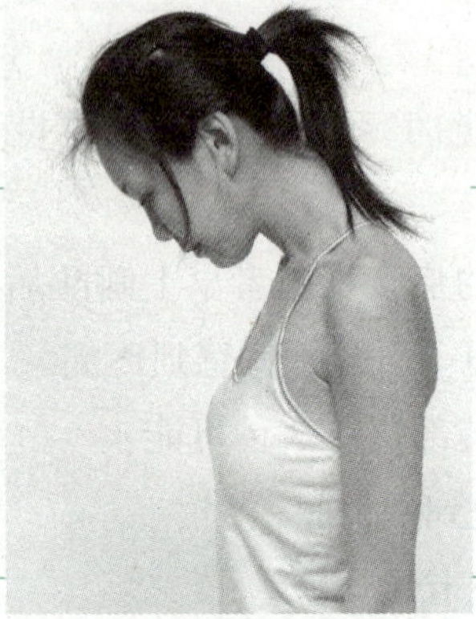

图 2-11 颈部前屈(动作 1)

2

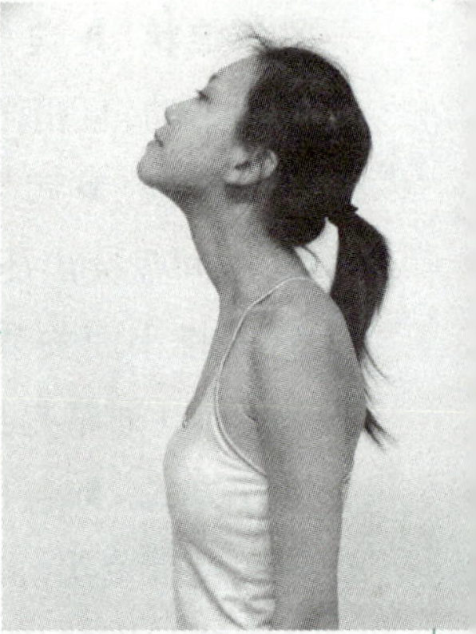

图 2-12 颈部后仰(动作 2)

3

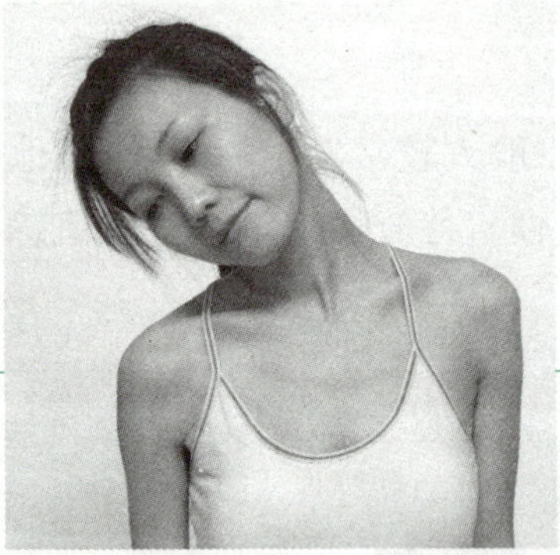

图 2-13 颈部右侧弯(动作 3)

4

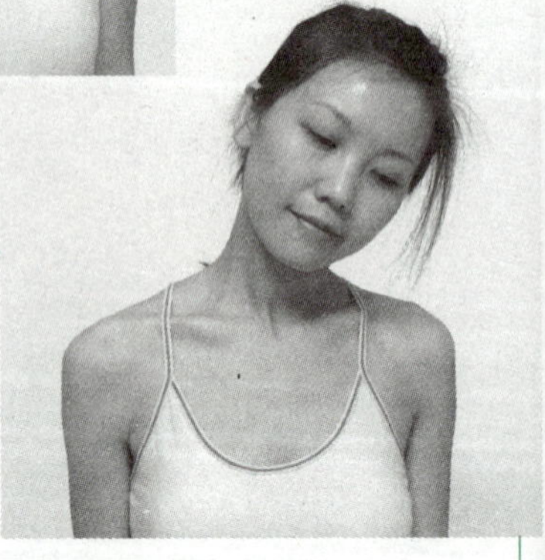

图 2-14 颈部左侧弯(动作 4)

颈部酸痛的运动治疗

颈椎关节运动

5

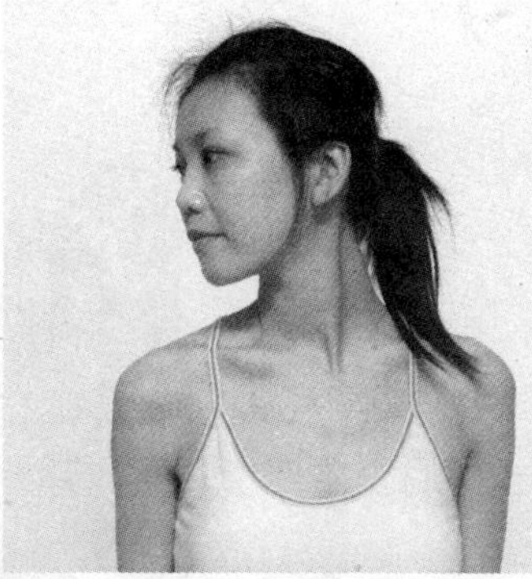

图 2-15 颈部右旋(动作 5)

6

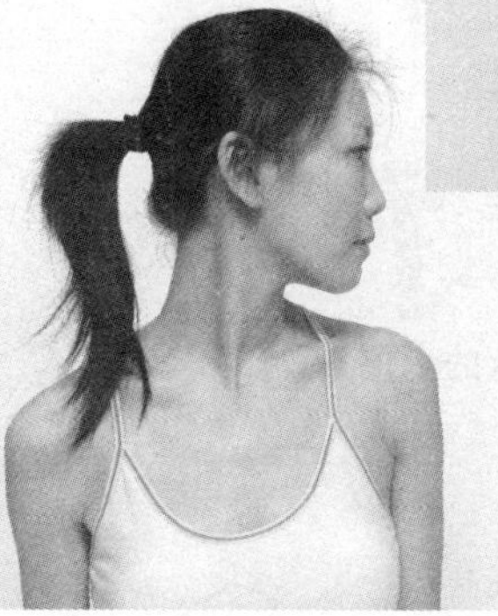

图 2-16 颈部左旋(动作 6)

5 颈部右旋

动作:将颈部往右侧旋转。

功效:增进颈椎关节功能。

6 颈部左旋

动作:将颈部往左侧旋转。

功效:增进颈椎关节功能。

7

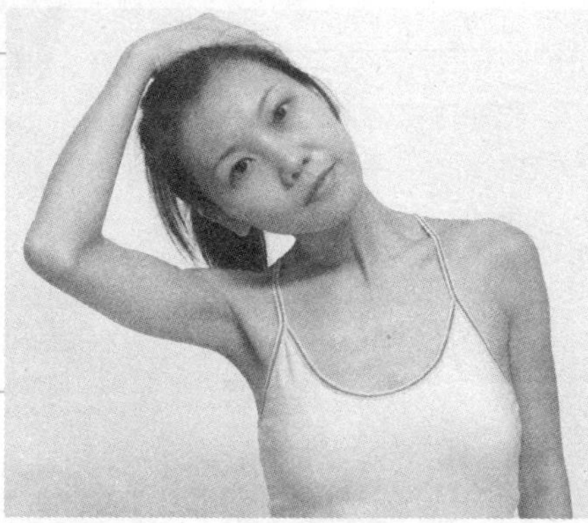

图 2-17 颈部右侧弯的牵张(动作 7)

8

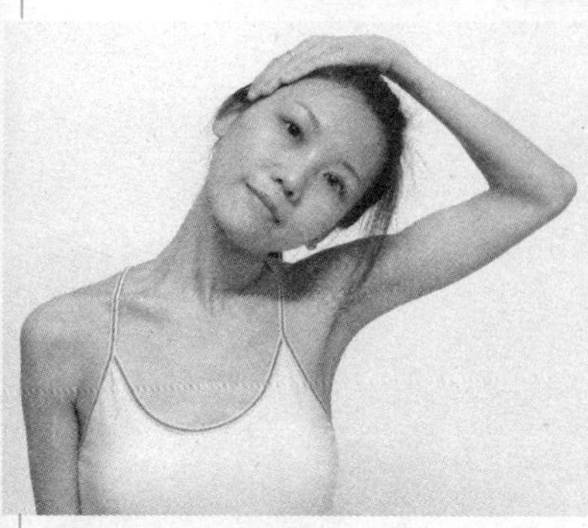

图 2-18 颈部左侧弯的牵张(动作 8)

注 此动作可牵张左侧的斜方肌及斜角肌

7 颈部右侧弯牵张运动

动作:将颈部向右侧弯牵张,一次约 10 秒钟,重复 3 ~ 10 次。

功效:增进颈椎侧弯功能。

8 颈部左侧弯牵张运动

动作:将颈部向左侧弯牵张,一次约 10 秒钟,重复 3 ~ 10 次。

功效:增进颈椎侧弯功能。

9 颈部左旋及左侧弯牵张运动

动作：将颈部向左侧旋转及左侧弯牵张，每次约 10 秒，重复 3~10 次。

功效：可牵张右侧提肩胛肌，也可做其他方向的牵张运动。

9

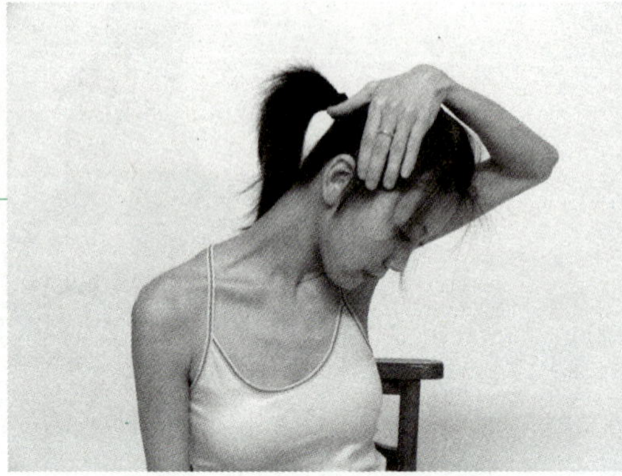

图 2-19 颈部左旋及左侧弯的牵张（动作 9）

颈部酸痛的运动治疗

颈椎关节运动

10 转头运动

动作：颈部向左右、上下慢慢转动，至活动度的极限时（或感到绷紧时），停顿 5~10 秒钟。

功效：颈椎关节运动。

10

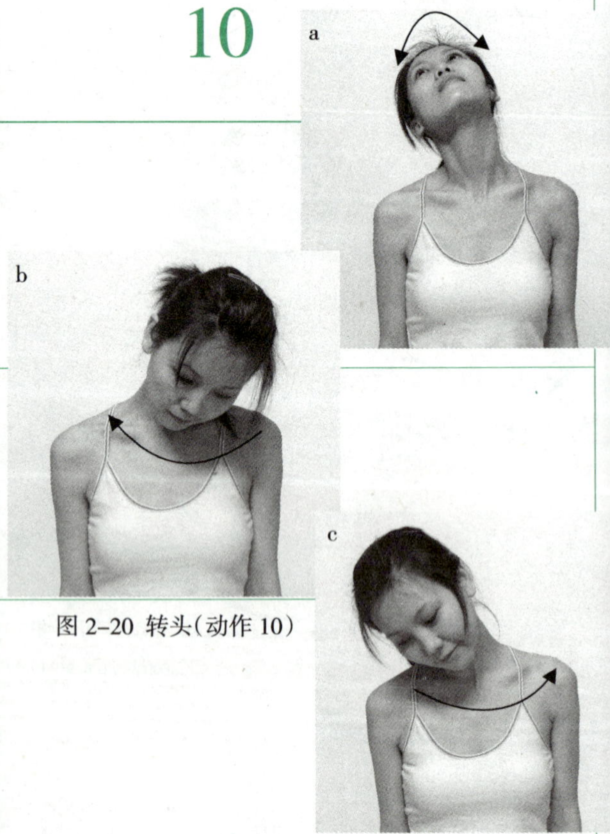

图 2-20 转头（动作 10）

1

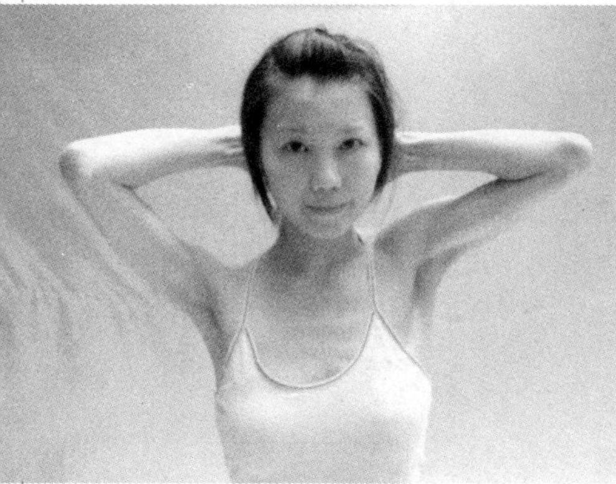

图 2-21 颈部伸肌的肌力训练(动作 11)

2

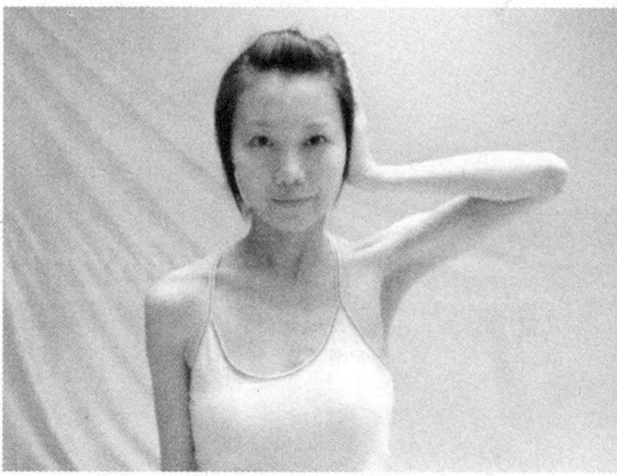

图 2-22 颈部左侧弯的肌力训练(动作 12)

【注意事项】

- 动作 1~ 动作 6 是颈椎基本动作，适合一般正常人;如果是颈椎病变患者,则必须等到急性疼痛缓解后才能做。
- 牵张运动及肌力训练通常于亚急性期或慢性期时使用,若运动后出现疼痛加重,则应停止或减少运动量。
- 对于运动方式有不了解之处,一定要请教医师或治疗师。

1 颈部伸肌的肌力训练

动作:双手置于头后且用力往前推，颈部同时用力往后推（即两者力量相对抗),维持 5 ~ 6 秒钟,重复 3 ~ 10 次。

功效:加强颈部伸肌的力量。

2 颈部左侧弯的肌力训练

动作:左手置于左脸且向右推，颈部同时用力往左推。

功效:加强颈部侧弯的力量。

颈部酸痛的常用治疗穴道

1 风池

取穴：颈部后发际内，耳后乳突后下缘，脖子后大筋两旁凹窝中。

功效：治疗颈痛。

1

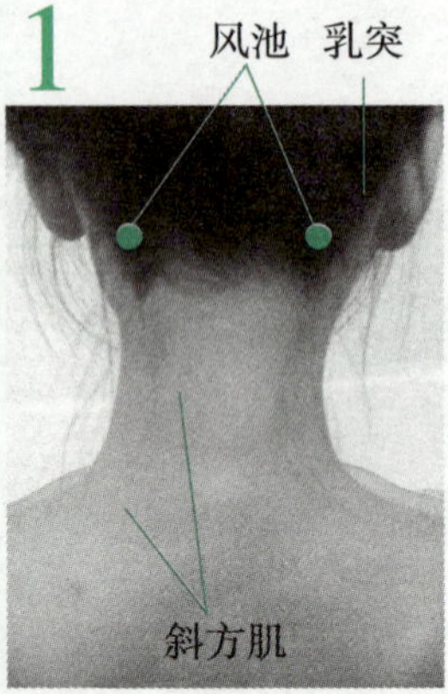

图 2-23 风池

2 肩井

取穴：第 7 颈椎骨后侧突出部位，至肩膀骨头突起处连线中点的肌肉间凹陷处。

功效：治疗颈痛、上斜方肌肌膜疼痛。

2

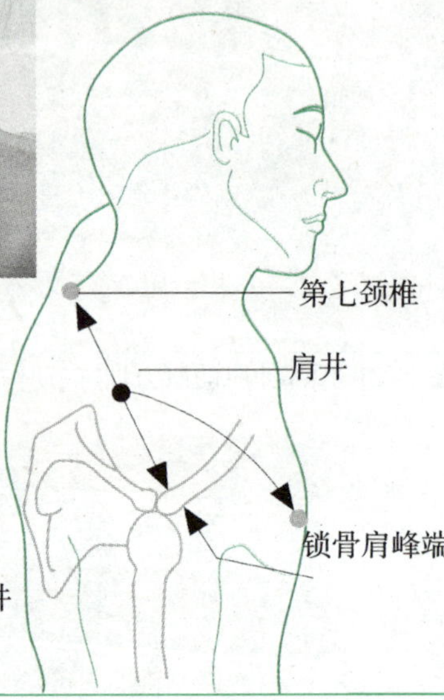

图 2-24 肩井

3 落枕

取穴：手背上，第 2 和第 3 掌骨小头间的凹陷骨缝中。

功效：治疗落枕或其他颈痛。

3

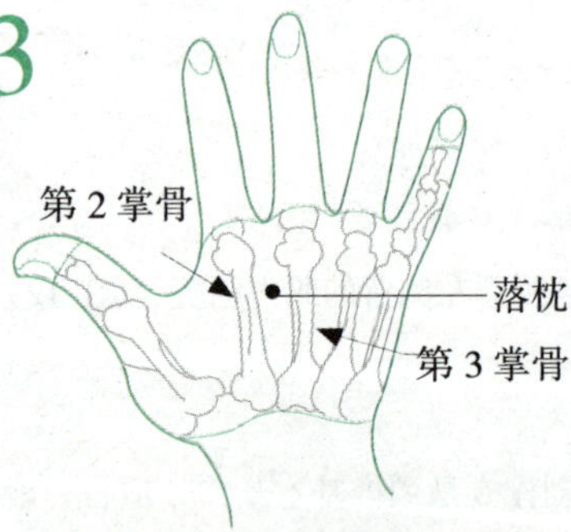

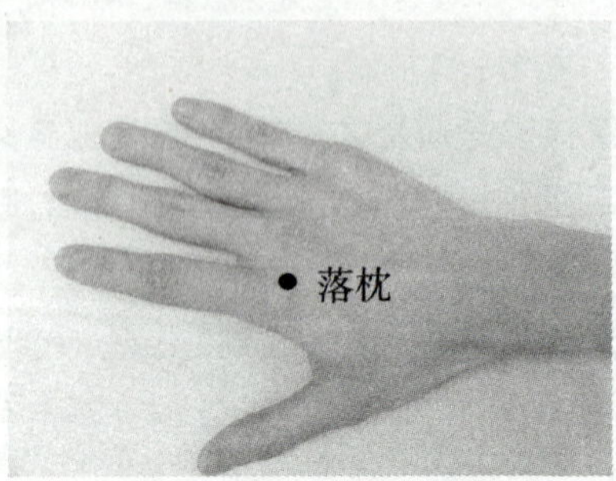

预防颈部酸痛的保健方法

维持正确的姿势,避免快速突兀的动作,以免伤害颈椎。

坐 姿 下巴稍内缩,头部保持直立,眼睛平视。由侧面看,外耳道与肩膀外侧(肩峰)的连线应与地面垂直,避免下巴上翘或头部往前突出(图 2-26)。

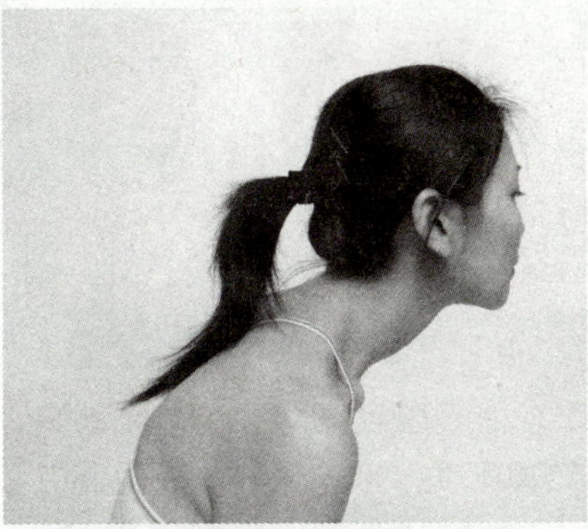

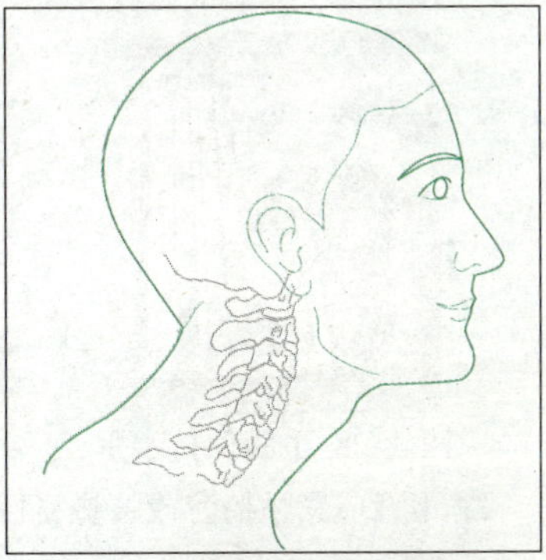

图 2-26 头部往前突出:错误姿势

阅读或使用电脑时,视线宜保持水平至前屈30° 的范围,必要时,可使用书架支撑或调整电脑荧屏的高度(图 2-27)。

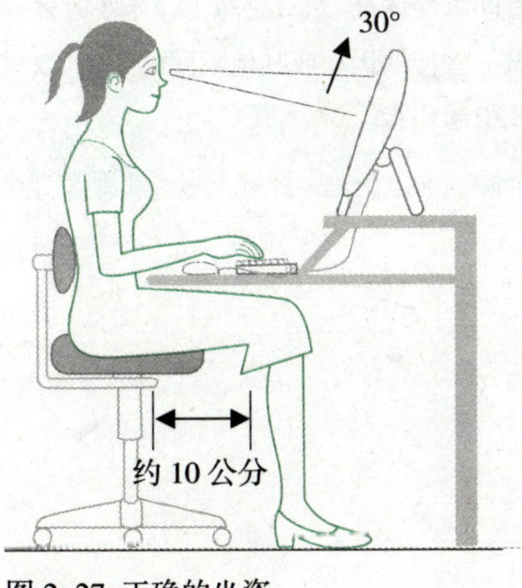

图 2-27 正确的坐姿

酸痛TIPS 使用电脑时的正确姿势

使用电脑时，正确的姿势相当重要。

- 眼睛朝前平视，下巴略缩，颈部、肩部、手肘自然放松，手肘约呈90°，且前臂接近水平。
- 手腕应亦放松且保持水平及正中位置（图 2–28、图 2–29），避免过度的上下屈曲或左右偏移。

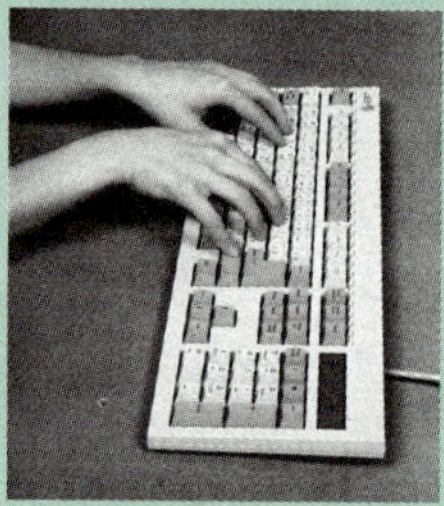

图 2–28 手腕保持水平

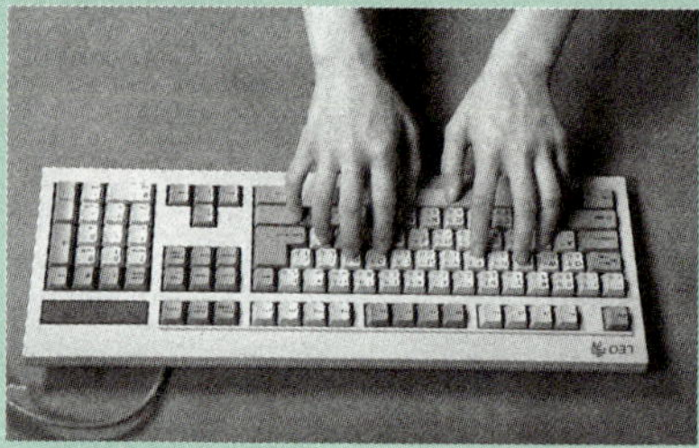

图 2–29 手腕与手指保持正中位置

- 下背应紧贴椅背或腰垫，且膝盖、脚踝均呈 90°，足板紧贴地面（必要时可使用脚凳），大腿后面与椅面需有一点空隙，且膝□与椅面边缘需有 10 厘米左右的距离（图 2–27）。

除了正确的姿势外，也应注意间歇性休息。最好是每工作半小时休息 1 ~ 5 分钟，在这几分钟里，可做一些伸展运动或其他不同的工作，以避免特定的肌肉、肌腱过度疲劳或引起伤害。

睡　姿 选择适当的枕头(如市售的人体工学枕),使颈椎有适当的支撑,并维持放松的姿势,不过度后仰,亦不过度前屈(图 2–30)。

站　姿 颈部直立,下巴内缩,眼睛平视前方(图 2–31)。

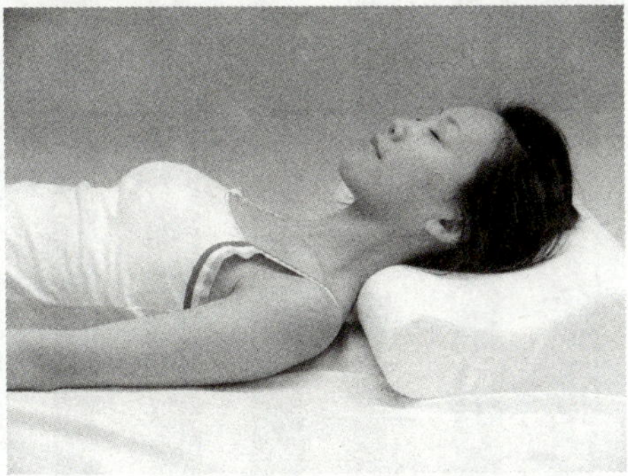

图 2–30 睡觉时,颈椎应有适当的支撑

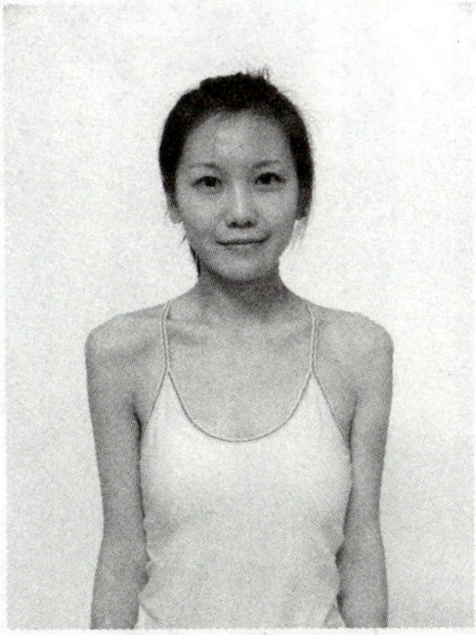

图 2–31 正确的站姿

- 适时、适度地变换颈部的姿势:最好每隔 1 ~ 2 小时,即能按照“运动治疗”中动作 1 ~ 9 的方式动一动脖子,再以顺时针及逆时针方向转动脖子,使颈椎不致弯得僵硬。
- 适当地运动,但须注意运动伤害的防护:平日的运动,尤其是颈部的肌力训练、拉紧及放松运动,可使颈椎维持正常的功能,但有些运动(例如柔道、跳水、瑜伽等)曾有伤害颈椎及颈部神经的报告,需注意防护。此外,开车时头靠要顶住后脑中央,不要放在颈部,以避免万一后车追撞时可能造成的伤害。
- 工作环境的改变:很多颈椎病变与职场环境不佳有关,例如电脑打字时,文件或电脑荧屏位置不佳;修车厂工人扭曲颈椎修车;牙医师扭转脖子治疗患者等,这些都需做适当的调整。
- 其他:充足的睡眠、均衡的营养与愉快的心情也很重要。

2-2

肩膀及上臂的酸痛

肩膀、上臂酸痛知多少?

造成肩痛的原因很多,例如肌肉风湿症、关节炎、颈神经根压迫或内脏疾病等。此外,很多棒球投手、举重选手、游泳选手,和健身房中偏好上肢重量训练的人,也经常会出现肩膀疼痛。尤其是为了比赛而突然增加训练重量或延长运动时间,使疲劳的肌腱反复受伤,更容易加重症状。特别是运动健将的英雄主义,常常为了超完美的表现,强忍疼痛,会造成令人惋惜的伤害。

由于肩痛不只会造成生活上的不便,也会使人焦虑、沮丧,甚至以为得了不治之症!民初散文家朱自清的父亲,在写给朱自清的家书中曾经提到:“……近年来肩膀疼痛,举着提笔,诸多不便,大约大去之期不远矣!”依据现代医学的观点,朱自清的父亲不是得了慢性肌腱炎,就是罹患五十肩。因为年纪大了后,不仅人会老化,肌腱也会逐渐退化,因此,肌腱炎、肌腱退化及肌腱断裂是中老年人肩痛最常见的原因。患者除了肩痛之外,也会有肌肉无力,特别是侧抬最为困难。

肌腱炎或肌腱断裂如果没有妥善处理的话,久而久之,关节还会短缩、僵硬,形成“五十肩”。

肩膀、上臂酸痛的临床实例

【实例】

张老师（45岁），教书已有22年。自3年前开始，右肩即经常疼痛，尤其是上课写板书时会更严重。

- 临床检查：发现其右肩有压痛点，且在阻抗情形下，右肩侧抬会诱发疼痛。
- 超声波检查：发现右肩棘上肌（主导肩膀侧抬的肌肉）有钙化现象（图2-32）。

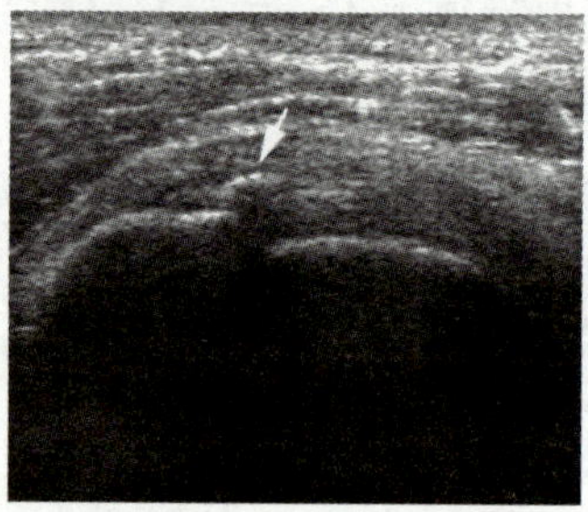

图 2-32 肩膀钙化性肌腱炎的超声波影像

医师诊断

对右肩施予局部类固醇注射，并施消炎止痛剂后，肩痛情况已有明显的改善。但仍建议其少做抬肩的动作（例如可以投影片取代写黑板），且每日做做肩膀的拉筋运动及肌力训练，以免症状复发。

肩关节的构造与功能

肩关节是由4个关节构成。

- 盂肱骨(glenohumeral)关节:是最重要的关节,也就是通称的肩关节。主要由肩胛骨外侧的凹窝与肱骨头构成,与身体其他关节一样也有滑膜、软骨、关节腔、韧带及滑液囊等构造(图2-33)。不过,由于凹窝很小,肱骨头却很大,故此关节先天的结构就不牢固。
- 肩峰锁骨(acromioclavicular)关节、胸锁(sternoclavicular)关节及肩胛胸骨(scapulothoracic)关节(图2-34):即分别由肩峰与锁骨、胸骨与锁骨及肩胛骨与胸骨所形成的关节。

图 2-33 盂肱骨关节

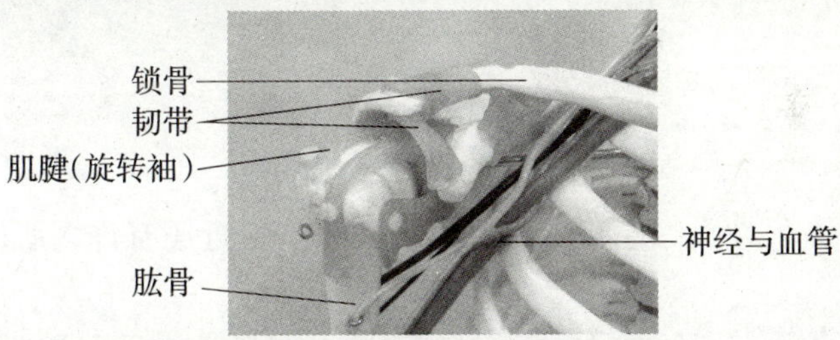

图 2-34 肩关节群的构造

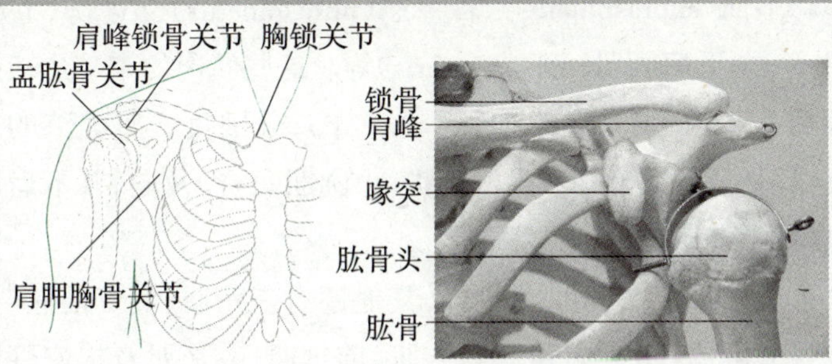

- 韧带：在各个关节之间均有许多带状构造，借以维持关节的稳定性，即是韧带。例如肩峰锁骨韧带、喙突肩峰（cora-coacromial）韧带、喙突锁骨（coracoclavicular）韧带及喙肱（coracohumeral）韧带等（图2-35）。

注 喙是指鸟的嘴巴，肩胛骨前方有一骨头突出形似鸟嘴，故称喙突。

图 2-35 肩关节的韧带

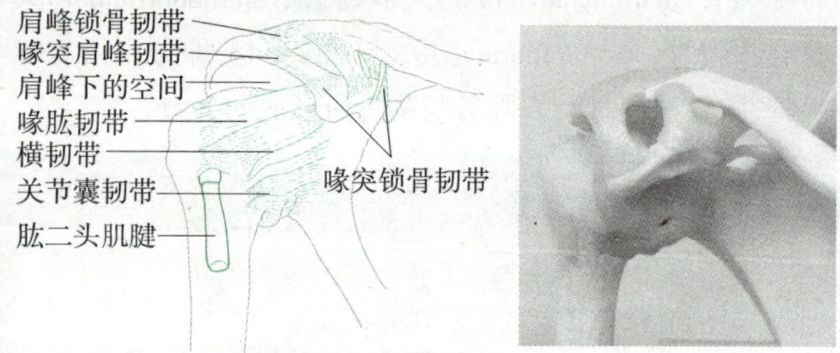

除了骨头、关节及韧带之外，肩关节附近还有许多肌肉及肌腱。

- 最重要的肌肉、肌腱是“旋转袖”（rotator cuff）相关的构造：包括棘上肌（supraspinatus）、棘下肌（infraspinatus）、小圆肌（teres minor）及下肩胛肌（subscapularis）等。这些肌肉的末端形成肌腱后，附着在肩关节处（像袖子一样），分别负责肩关节的外展（棘上肌负责）、外旋（棘下肌、小圆肌负责）及内转（下肩胛肌负责）等动作。
- 除了旋转袖相关的肌肉之外，其他还有三角肌（负责前屈、外展）、大圆肌（负责内转）、斜方肌、前锯肌、菱形肌及提肩胛肌等重要肌肉（图2-36）。

图 2-36 肩关节附近的肌肉

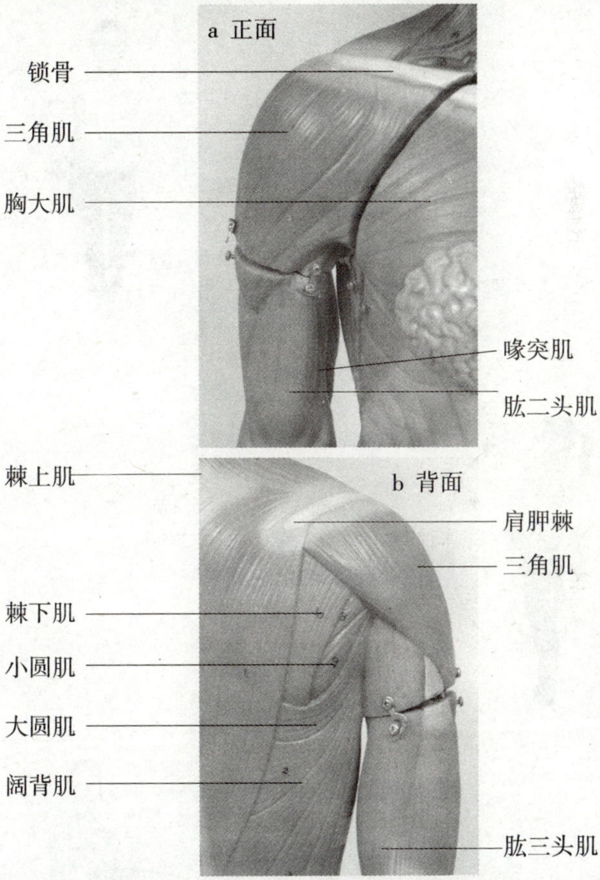

这些肌肉除了带动肩关节之外，更重要的是肌肉间彼此的协调合作，才能使肩关节在稳定的环境下顺利地运转。正常人肩关节的活动范围大致为前举170°、后伸60°、外展170°、内收50°、外旋80°、内转70°（图2-37）。

图 2-37 正常肩关节的活动范围

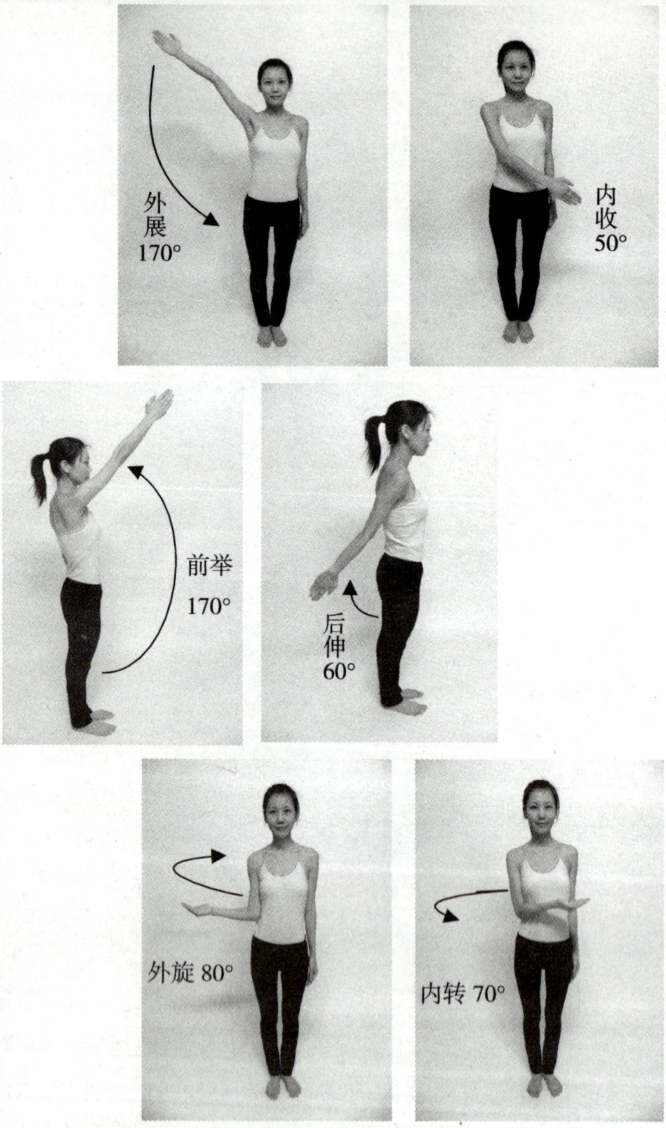

肩膀、上臂酸痛的常见病症

肌腱炎及肌腱断裂

可能病因 ▶由肩关节的重复性动作或过度用力引起，特别是过度重复性的抬肩动作（例如投掷、举重、搬重物、长时间使用过高的键盘或在过高的桌面上使用鼠标等），更容易引起肌腱发炎。

影响部位 ▶最常引起发炎的肌腱为棘上肌及肱二头肌。

临床症状 ▶主要症状是肩膀前面的酸痛，且酸痛可能会延伸到上臂。若按压肩膀前面或请患者做抬肩（60° ~120° ）的动作，均会诱发疼痛。

酸痛TIPS 肩膀肌腱炎的程度

通常可分为3级。

等级	主要族群	特征
第一级	以25岁以下的年轻人居多	肌腱发炎，但没有结疤或其他变化
第二级	年龄层较大，约25~40岁	除了发炎之外，肌腱也会增厚及纤维化（即结疤）
第三级	多发生于40岁以上的中老年人	除了一、二级的变化之外，还会合并肌腱的断裂

肌腱断裂后，肌力会变差，患者抬举肩膀（尤其是外展、外旋）不仅困难，也可能会引起疼痛，但其关节活动范围（指被动运动）却大致正常。

酸痛TIPS 冲撞症候群

肌腱炎的发生,除了与肩膀过度或不当的动作有关之外,另一个重要因素是肩关节的特殊构造。因为在肩峰与肱骨头上方之间,有旋转袖、肱二头肌肌腱及肩峰下滑液囊等构造,当肩关节外展至60° ~120° 之间时,此空隙会变窄,使得其中的肌腱与滑液囊受到挤压(图2-38),即所谓的"冲撞症候群"(impingement syndrome)。

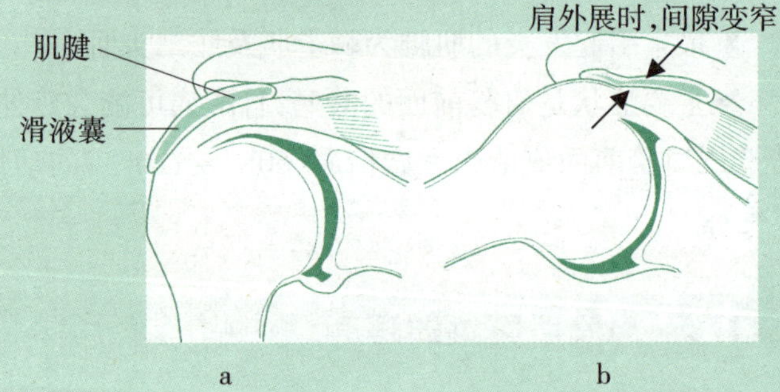

图2-38 肩峰下的冲撞(a为正中位置,显示肩峰与肱骨头之间滑液囊与肌腱。b为肩膀外展时,肩峰与肱骨头的间隙变窄。)

一般情况下,当肩峰外展时,棘上肌会自动收缩把肱骨头往下压,避免肌腱与滑液囊受到挤压(图2-39)。但若棘上肌的肌腱发炎,或肩膀过度抬举,或是因为骨刺而造成此空隙变窄时,便很容易引起冲撞症候群。

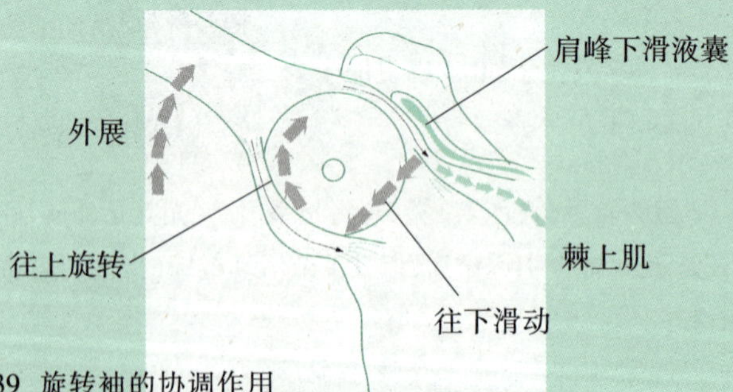

图 2-39 旋转袖的协调作用

诊断检查 ▶照X光或超声波检查，可能是正常的，也可能会发现骨刺、肌腱钙化或退化的情形。超声波（图2–40）或磁振造影检查，除了可确定诊断之外，亦可了解肌腱断裂的范围及程度。

图 2–40 肌腱断裂的超音波影像

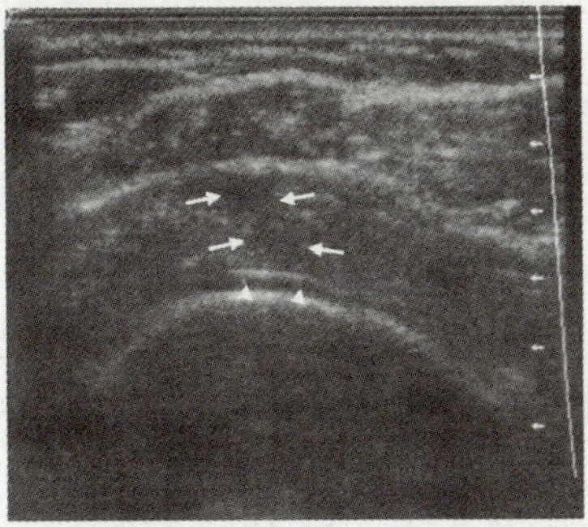

治疗方式 ▶

- 针对第一、二级肌腱的治疗：首先应让发炎的肌腱休息，避免肩膀过度外展或抬重物。局部患处还可用冰敷或局部止痛剂；针灸、口服消炎止痛剂或局部类固醇注射，也可能有所帮助。当疼痛减轻后，肩膀关节便可开始做各个方向的活动；而情况改善后，也可逐渐进行肌力训练及各种肩关节活动。
- 对于第三级肌腱炎或肌腱断裂的治疗：除了上述的休息、冰敷及药物治疗之外，应请骨科医师评估是否需手术治疗。

注 有些肌腱炎在修复的过程中，可能会出现钙化现象（钙化性肌腱炎），并产生各种急、慢性肩痛。对于慢性钙化性肌腱炎的患者，可在超声波的导引下，用针灸将沉积的钙质搓碎再吸出，但此法可能引起急性肌腱炎的发作，故须谨慎使用。

酸痛TIPS 老师的肩痛以肌腱炎最多

因肩痛来看门诊的老师以肌腱炎最多，这与老师长时间写黑板及批改作业有关；其特征是按压患处会产生疼痛，且患者在举肩（尤其是侧举）超过90° 后，疼痛还会加剧。由于绝大多数的老师都惯用右手，因此，右肩的问题显然高于左肩。

预防之道是要注意避免长时间做抬肩（尤其是超过90° ）的动作或提重物。可能的话，教材尽量使用投影片、幻灯片或电脑液晶投影，以减少写黑板的时间。此外，老师们也应注意维持充足的睡眠，并从事适当的运动，每周至少2～3次，以维持身体（包括骨关节）的健康。

酸痛TIPS 家庭主妇预防肩颈酸痛有方法

家庭主妇为了配合工作的需要，常会长久维持在一个不适当的姿势，或使用上肢做重复性或费力的动作，因而造成肩颈酸痛。要预防肩颈酸痛，必须从日常生活着手。

- 在做家务时，应将头部颈部维持在正常放松的姿势，避免手臂高举的持续动作；用力时，手臂要尽量靠近身体，避免提太重的东西。
- 调整工作环境，将常用的工具放在容易拿取的位置，例如晒衣服的架子不要设置过高，可使用晒衣竿或升降式衣架，以减少过度抬肩的几率。
- 要多变换姿势，并在工作中安排多次短暂休息。
- 若有肩颈酸痛的困扰，可用热敷、按摩来放松肩颈肌肉，并做一些肩颈部的运动来帮忙放松肌肉，例如颈部的转动、耸肩、转肩、拉筋动作等。

滑液囊炎

可能病因 ▶滑液囊炎与肌腱炎的成因相似，即当肩膀重复外展时，使滑液囊受到冲撞、挤压所造成。

影响部位 ▶在肩峰与旋转袖之间的囊状构造，称为"肩峰下滑液囊"或"三角肌下滑液囊"（如图2–38、图2–41），其功能是避免邻近构造在运动时相互摩擦。

临床症状 ▶主要症状为肩痛，当患者肩膀外展60° ～120°时，或按压肩膀前、侧方时，疼痛会加剧。患者也常常抱怨，侧卧睡觉时，如果患侧肩膀在下方，将会痛得无法入眠。与肌腱炎不同的是，当患者肌肉或肌腱用力收缩的时候，并不一定会使疼痛加剧。

诊断检查 ▶除了上述的症状及临床检查之外，超声波影像检查也可以提供诊断参考。

治疗方式 ▶滑液囊炎的治疗与第一、二级肌腱炎的治疗类似，急性期可使用冰敷、休息、口服消炎止痛剂或局部类固醇注射（图2–41），急性期过后，即可开始做各种角度的关节活动及肌力训练。

图 2–41 肩峰下滑液囊炎的局部类固醇注射

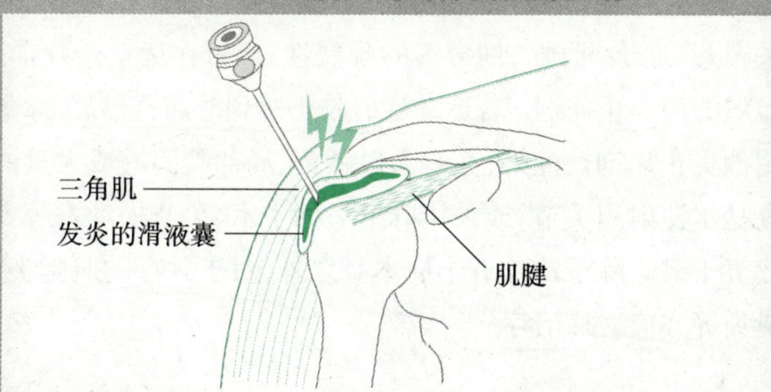

五十肩(又称“冰冻肩”或“粘黏性肩关节囊炎”)

可能病因 ▶主要是肩关节囊的慢性发炎所导致的粘黏，常发生于50岁以上的中老年人。基本上，任何原因(如肌腱炎、关节炎)造成肩膀不适后，患者都会自动或下意识地减少肩膀的活动，久而久之，肩关节囊便会粘黏、僵硬。根据调查研究，五十肩的发生率占全人口的2%~3%，尤其糖尿病患者更高达10%~20%。

临床症状 ▶主要的症状是关节疼痛、挛缩、僵硬，就好像冰冻一样。患者常抱怨穿衣、洗澡、做家事、拉公车吊环等，均会产生困难；平常侧睡时，若患侧肩膀在下方，会痛得无法入眠。

诊断检查 ▶可发现患者肩膀的主动(自己抬举)及被动(由别人或另一手协助抬举)的活动范围，均有或多或少的受限，其严重度因人而异。大多数患者的肩关节内转(将手放下背)、外展(将手往侧面抬高)、外旋(将手放后脑)及前举，均会有问题。压痛感通常不明显，除非患者合并肌腱炎或滑液囊炎等病变。此外，患者也常会有肌肉无力、萎缩的现象，但X光或超声波检查则通常没有特别变化。

治疗方式 ▶最重要的是使用适当的关节运动、牵张运动及关节松动术，来撑开粘黏的关节囊，以改善关节活动度及功能。在施行运动治疗之前，可先使用热敷、短波、超声波、干扰波等，以改善关节囊、肌肉、肌腱、韧带等的延展性；也可在运动治疗前，服用短效的消炎止痛剂。若运动后肩膀仍感到酸痛，可局部冰敷或服用消炎止痛剂。此外，亦有人以针灸、局部类固醇或大量的生理食盐水注射肩关节，或采用麻醉后的手术、关节松动术等方法治疗五十肩。除了治疗五十肩本身之外，对于并存的肌腱炎、滑液囊炎等亦应对症治疗。

注 五十肩可区别为原发性五十肩及次发性五十肩两种：

原发性五十肩	次发性五十肩
即没有特别原因或原因不明的五十肩	是因某特殊原因所导致的五十肩，例如肌腱炎、肱骨骨折或脱臼、脑中风、关节炎、心肌梗死、开胸手术或乳癌手术等

肌肉、韧带的问题

如同其他关节一样，肩膀也常会有肌肉拉伤、肌膜疼痛症候群、韧带扭伤或外来撞击引起的挫伤，这些问题的诊断与治疗方法，已在前面章节提及，在此就不一一赘述。

酸痛TIPS 老师慎防肌膜疼痛症候群找上门

中小学老师由于常需要黑板写字，批改作业，上背肌肉必须长时间收缩，结果就造成局部肌肉缺血、缺氧，并引起肌肉的疼痛。尤其是肌膜疼痛症候群，不仅局部肌肉会有压痛点(俗称扳机点)，且按压此点，疼痛还会传到头颈部、上臂或前臂；有些患者也常有肌肉紧绷的现象。因此，老师在工作时，必须注意间歇性休息，同一个动作不要超过30分钟，此外，热敷、拉筋(图2-42)及局部肌肉按摩，对于减缓肌膜疼痛会有帮助。

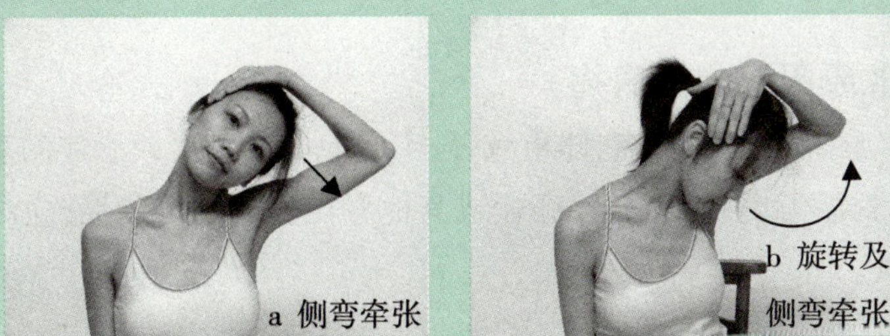

图 2-42 上背及颈部的牵张(拉筋)运动

肩关节炎

可能病因 ▶肩膀关节炎的发生率虽不像软组织(肌腱、肌肉、韧带、滑液囊等)那么多,但骨性关节炎也可能侵犯肩峰锁骨关节及胸锁关节。其他如外伤、类风湿性关节炎、僵直性脊椎炎等,也可能侵犯肩膀的任何关节。

临床症状 ▶关节炎会导致局部关节疼痛、肿胀及关节活动范围变小。

治疗方式 ▶可口服消炎止痛剂、局部类固醇注射等;此外,局部冷热疗及运动治疗,亦可改善疼痛并增进关节功能。

骨折及脱臼

可能病因 ▶外来直接或间接的伤害,例如跌倒、车祸、运动伤害等,都可能造成肩关节骨折或脱臼。

临床症状 ▶不仅会有肿胀、疼痛或变形,移动患处也会使疼痛加剧。

诊断检查 ▶除了临床检查外,X光影像可提供正确的诊断。

治疗方式 ▶首先要保护、固定患处,脱臼的关节要及早复位,移位或不稳定的骨折则可能需以手术固定患处。通常2周后可作小幅度关节运动,4周后活动范围加大,6周后即可主动运动。

其他原因引起的肩痛

肩痛若伴随发烧、体重减轻、不明原因的骨折或癌症的病史时,就需考虑细菌感染、癌症或其他恶性疾病的可能性,应尽速就医。

1

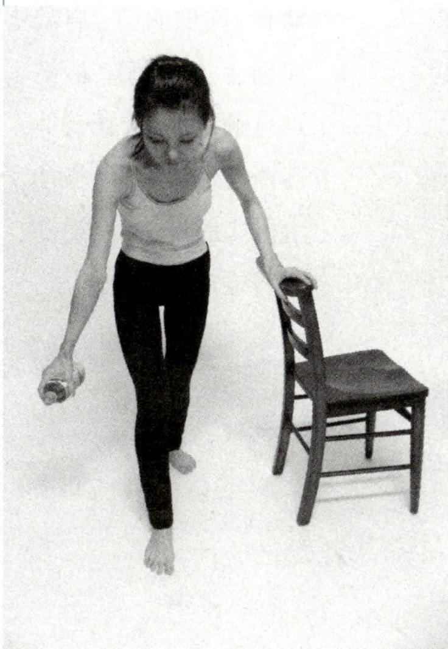

动作：双膝一前一后微弯，再弯曲上半身，肩膀下垂（可抓握哑铃、重物增加重量），手臂随身体的移动而自然前后摆动。须注意手臂是由身体带动，而非刻意摆动。

图 2–43 钟摆运动(1)

2

动作：双膝并立，身体与手臂同时左右摆动。

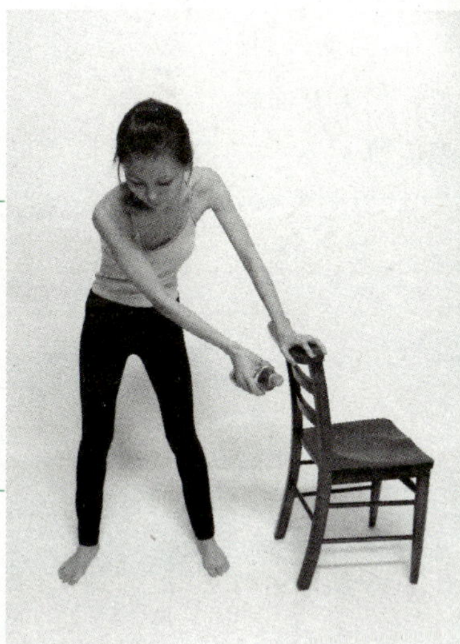

图 2–44 钟摆运动(2)

1 钟摆运动(1)

功效：可增进关节活动范围，很适合五十肩患者。患者每天可做3～6回，每回做5～20次。

增进关节活动

2 钟摆运动(2)

功效：可增进关节活动范围，运动频率、次数同“钟摆运动(1)”。

3 爬墙运动(1)

功效：可增进关节活动范围，运动频率、次数同“钟摆运动(1)”。

肩膀、上臂酸痛的运动治疗

增进关节活动

4 爬墙运动(2)

功效：可增进关节活动范围，运动频率、次数同“钟摆运动(1)”。

3

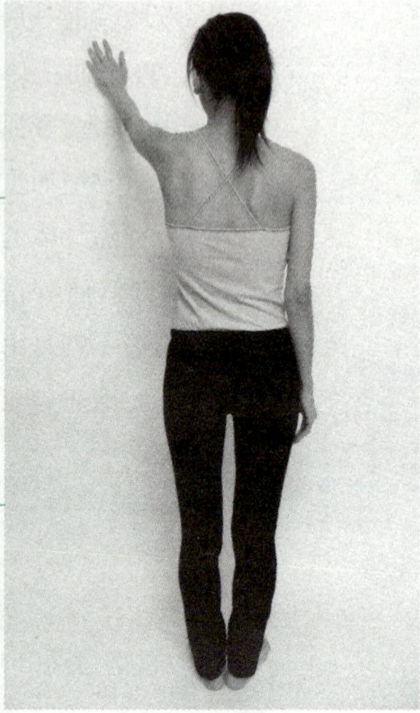

动作：面壁直立，肩膀向前上方抬举至最高点且触摸墙壁，让身体逐渐接近墙壁，手指往上做爬墙运动，至最高点后维持数秒钟。

图 2-45 爬墙运动(1)

4

动作：与动作3相似，但为侧面爬墙运动。

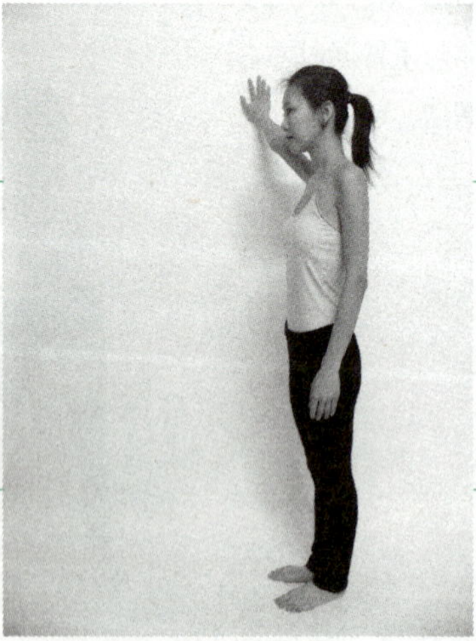

图 2-46 爬墙运动(2)

5 肩膀牵张运动(1)

功效：可增进关节活动范围，运动频率、次数同“钟摆运动(1)”。

肩膀、上臂酸痛的运动治疗

增进关节活动

5

动作：双手握手杖或雨伞，利用好手带动病手做牵张运动。

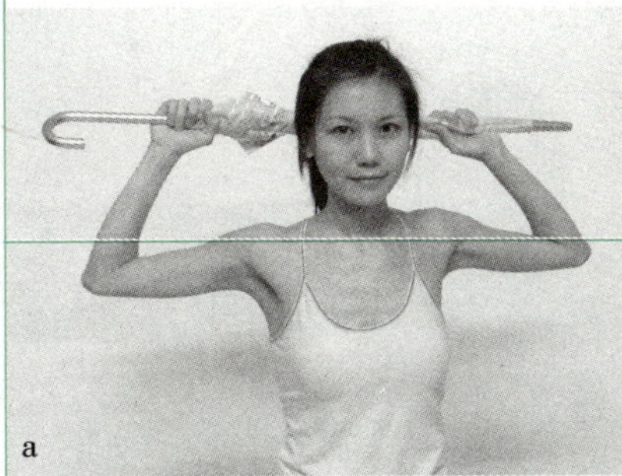

a

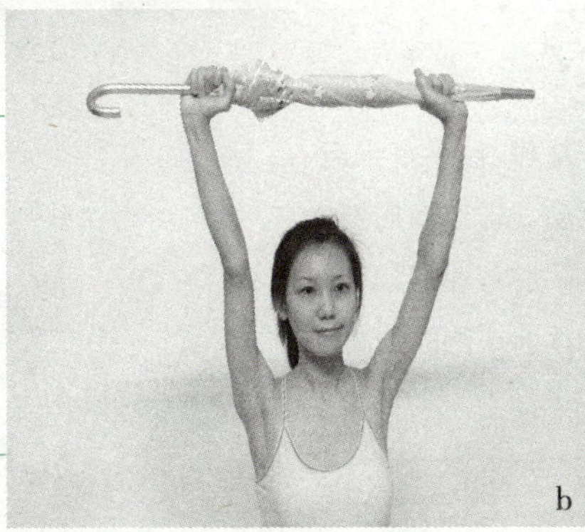

b

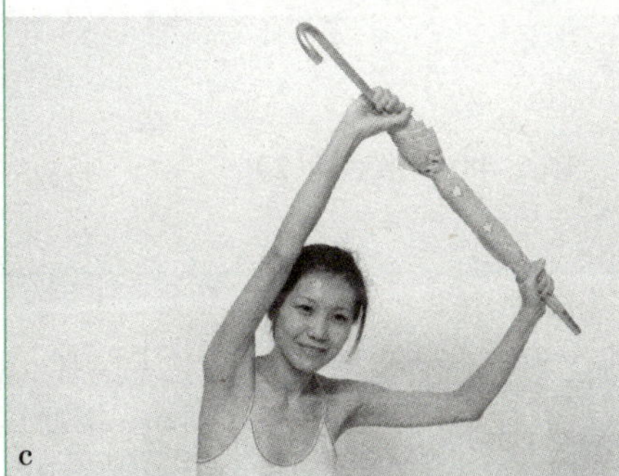

c

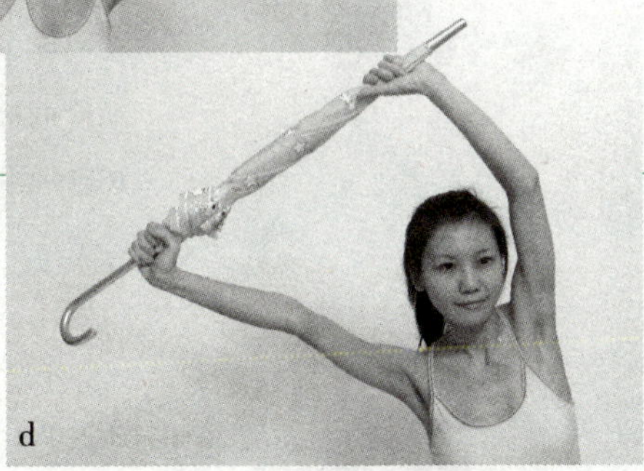

d

图 2–47 牵张运动(1)

6 肩膀牵张运动(2)

功效：增进关节活动范围，运动频率、次数同“钟摆运动(1)”。

肩膀、上臂酸痛的运动治疗

增进关节活动

6

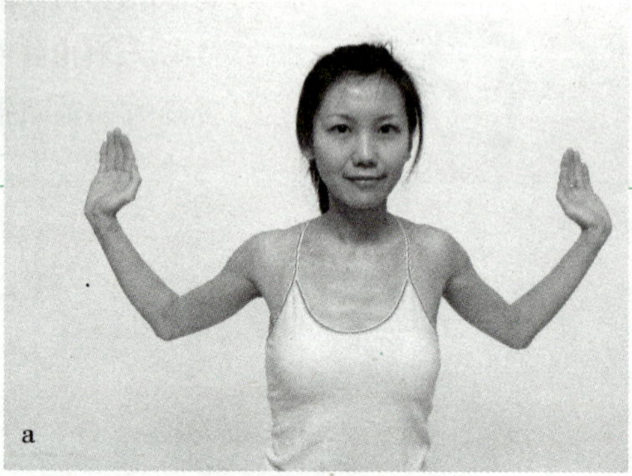

动作：徒手牵张运动，即双肩后挺、手肘弯曲，且双肩逐渐往侧面抬高。

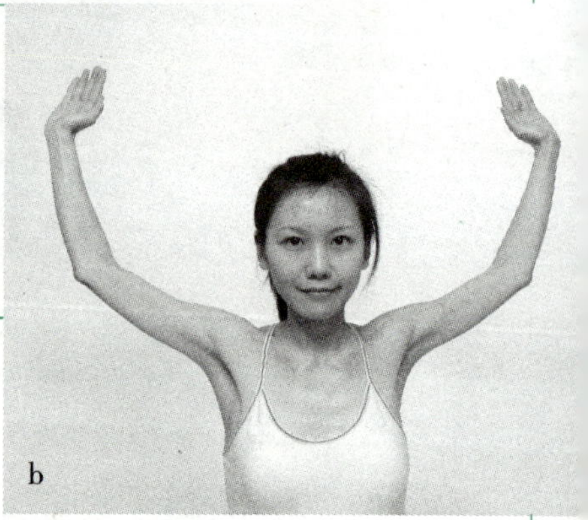

图 2-48 牵张运动(2)

7 肩膀毛巾运动

功效：可增加肩膀的活动度。

7

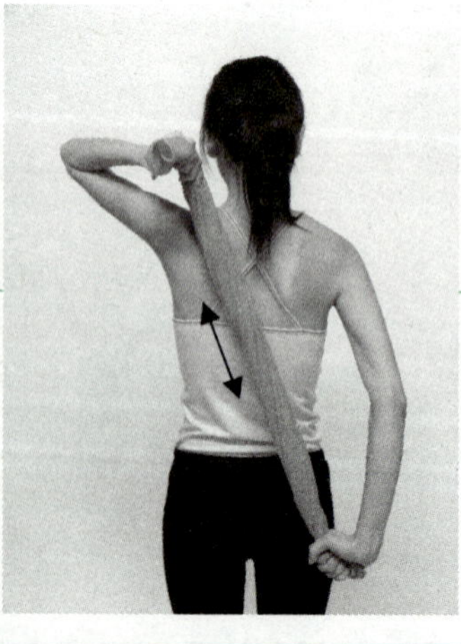

动作：双手一上一下，拉住毛巾两端，绕过背后，上下拉动至活动度的极限时，停顿10秒钟再放松。

图 2-49
肩膀毛巾运动

肩膀、上臂酸痛的运动治疗

增进关节活动

8 绕肩运动

功效：肩膀关节运动。

8

动作：双肩耸起，由前往后绕圈5次，之后由后往前绕5圈，亦可前后交替进行。

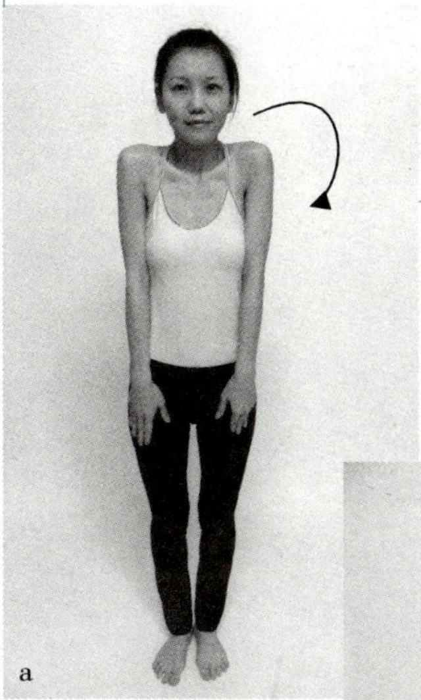

a

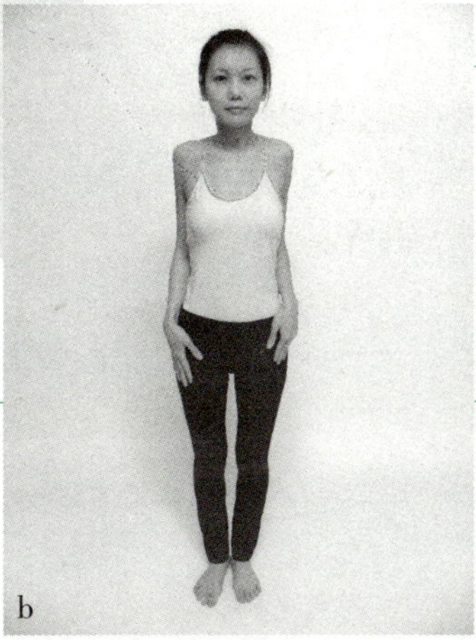

b

图 2-50 绕肩

9 肩部旋转运动

功效：肩关节运动。

9

动作：手臂伸直绕肩，画大圈圈。

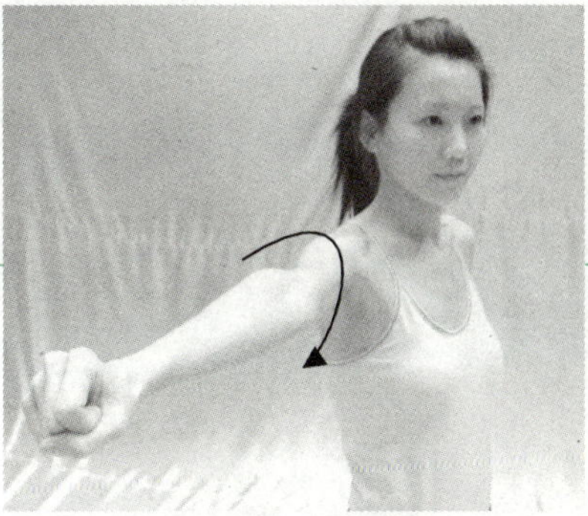

图 2-51 肩部旋转

1 沙包肌力训练

功效：适合慢性肌腱炎、肌腱断裂或五十肩患者，每次宜维持5～6秒，重复5～20次。

肩膀、上臂酸痛的运动治疗

肌力训练

1

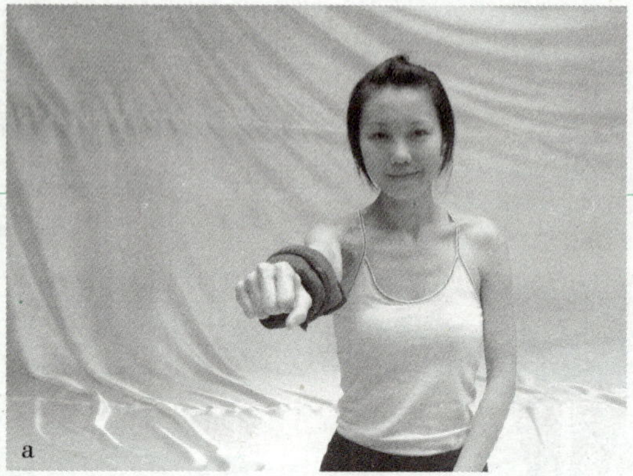

a

动作：利用沙包或哑铃增加阻抗，让肩膀做前举及侧抬等动作。

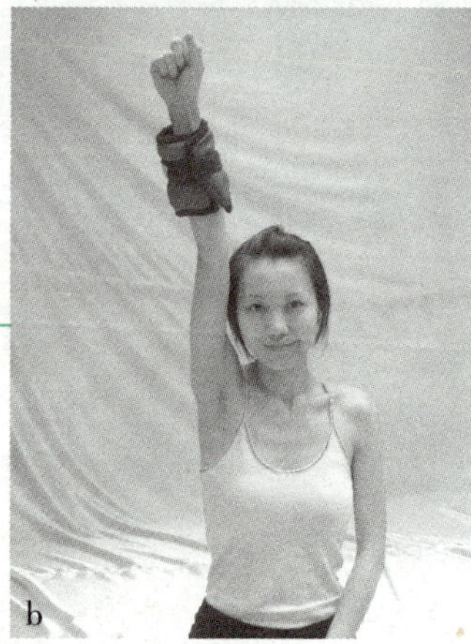

b

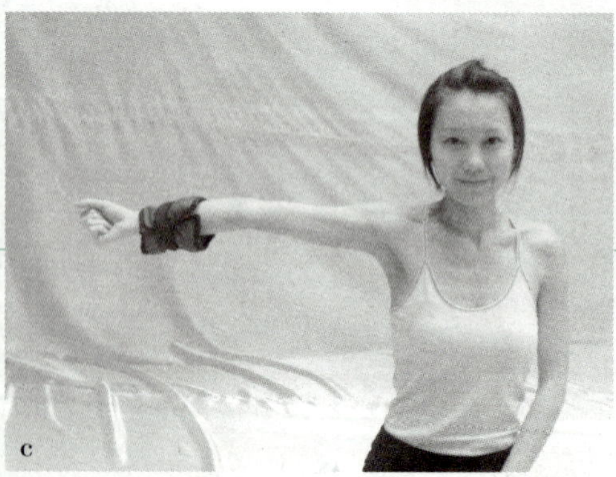

c

图 2–52 肌力训练（沙包）

2 治疗带肌力训练

功效：适合慢性肌腱炎、肌腱断裂或五十肩患者，每次宜维持5～6秒，重复5～20次。

2

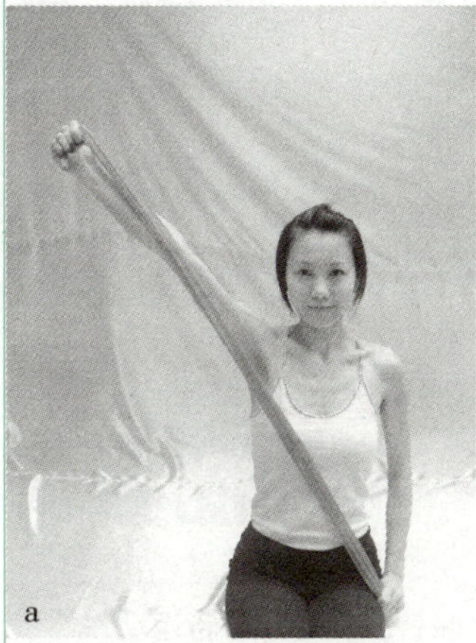

a

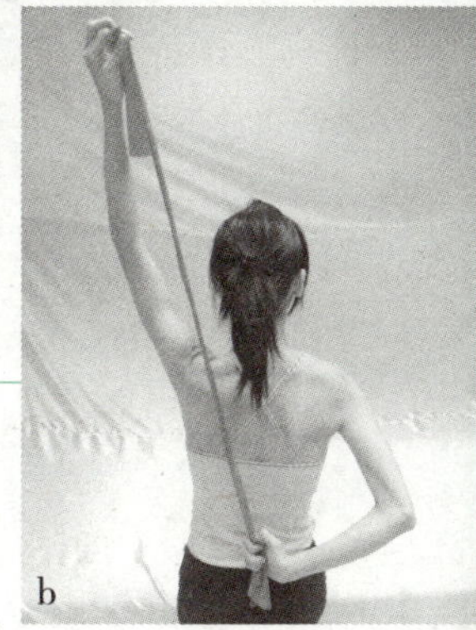

b

动作：使用治疗带或毛巾，训练外展、外旋及其他各种功能性的动作。

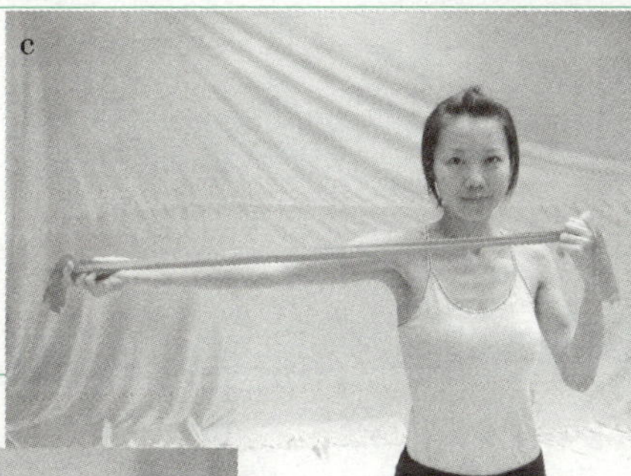

c

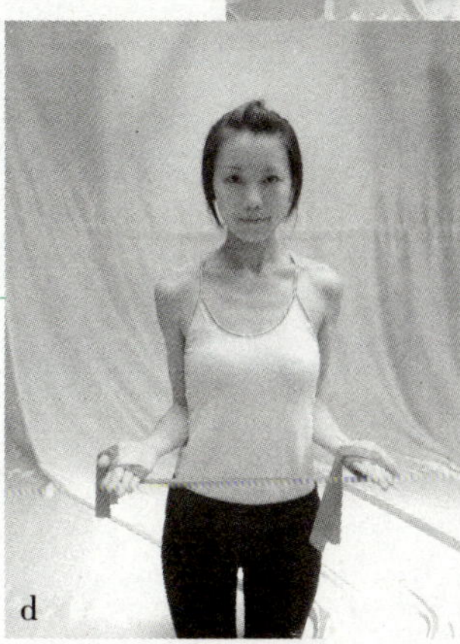

d

图 2–53 肌力训练（治疗带）

3 哑铃或保特瓶肩膀运动

功效：可强化肩部肌肉力量。

3

动作：将哑铃或保特瓶（装适量水或绿豆），单手抓起后，手臂平举至与肩部同高，维持5～6秒钟再放下。

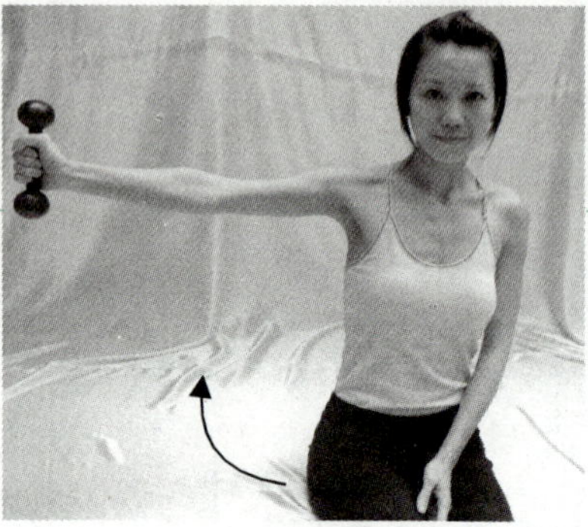

图 2-54 哑铃或保特瓶肩膀运动

肩膀、上臂酸痛的运动治疗

肌力训练

4 耸肩运动

功效：放松肩膀及肌力训练。

4

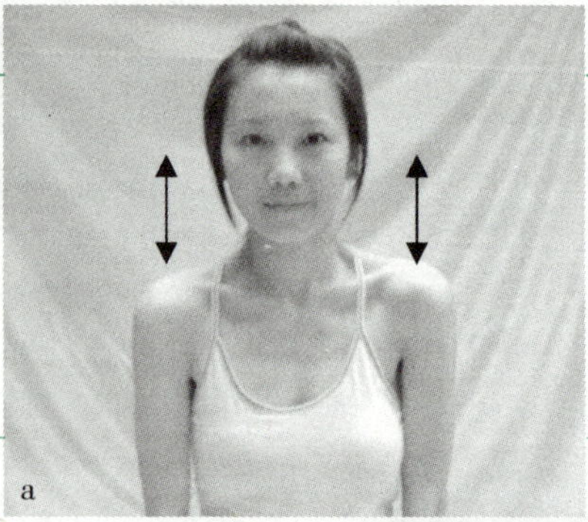

a

动作：头部保持平直，双肩向上耸起，至顶点时维持5～6秒钟，之后吐气放松。

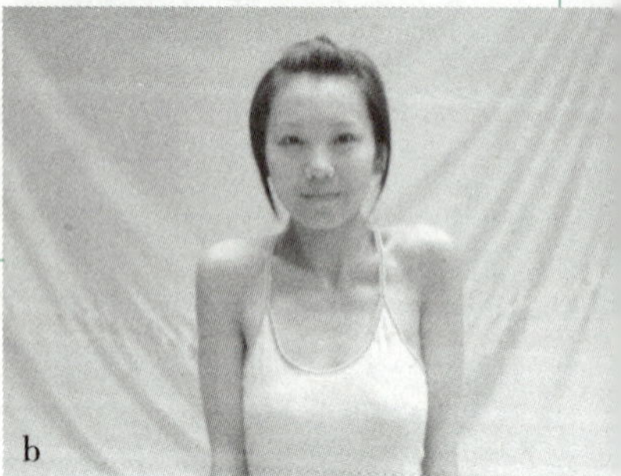

b

图 2-55 耸肩

5 肩胛运动(1)

功效:胸肌牵张运动及肩胛肌力训练。

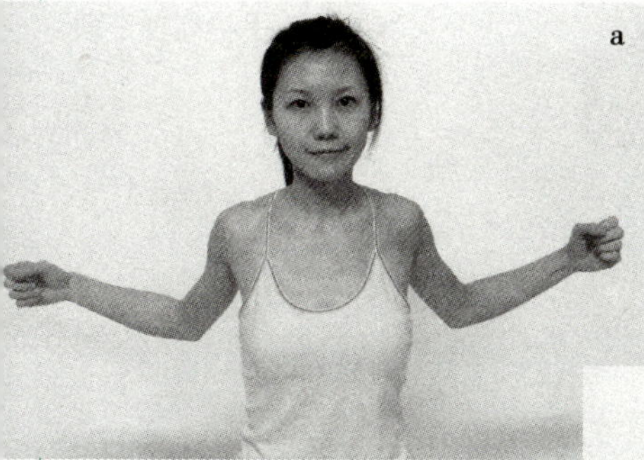

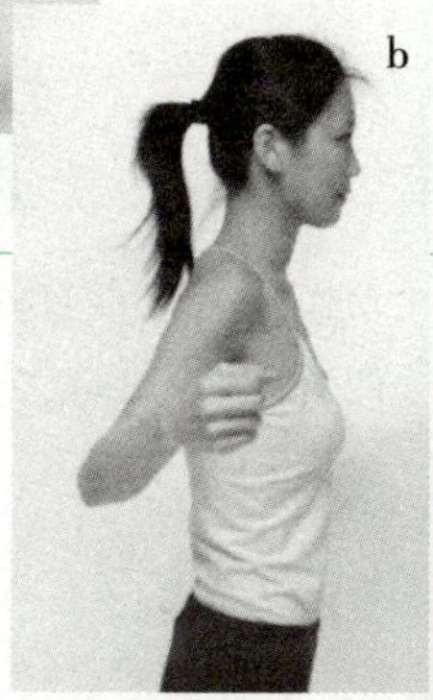

动作:双肩平举,手肘弯曲,手指朝前,肩胛用力后撑。

图 2-56 肩胛运动(1)

6 肩胛运动(2)

功效:胸肌牵张运动及肩胛肌力训练。

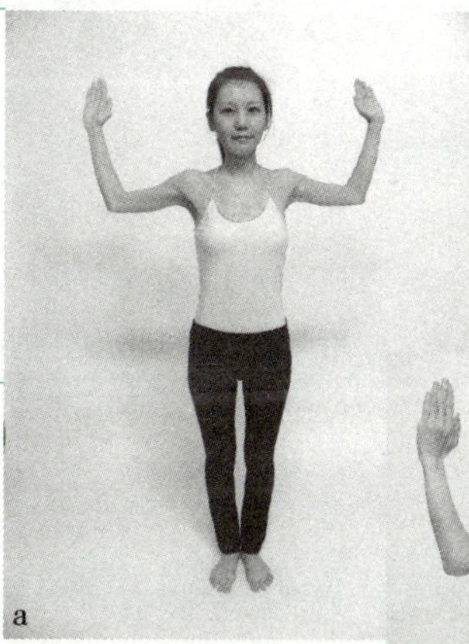

动作:双肩平举,手肘弯曲,手指朝上,肩胛用力后撑。

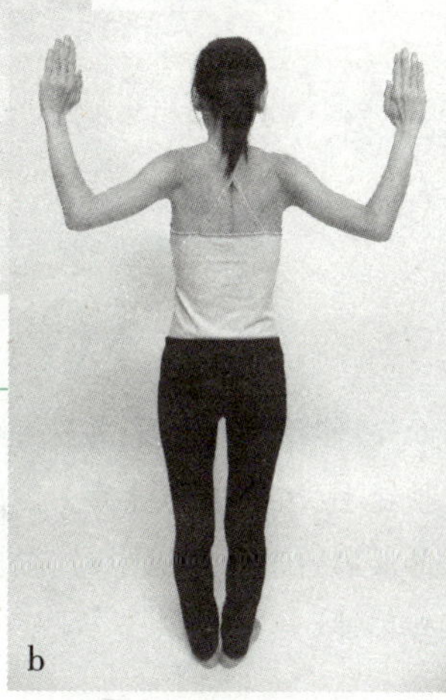

图 2-57 肩胛运动(2)

7 肩膀外旋及外展运动

功效:肩膀伸展及肌力训练。

8 肩膀内旋及内收运动

功效:肩膀伸展及肌力训练。

肩膀、上臂酸痛的运动治疗

肌力训练

9 肩部拉筋运动

功效:牵张肩部肌肉。

10 侧身拉筋运动

功效:牵张肩胛侧面肌肉。

7

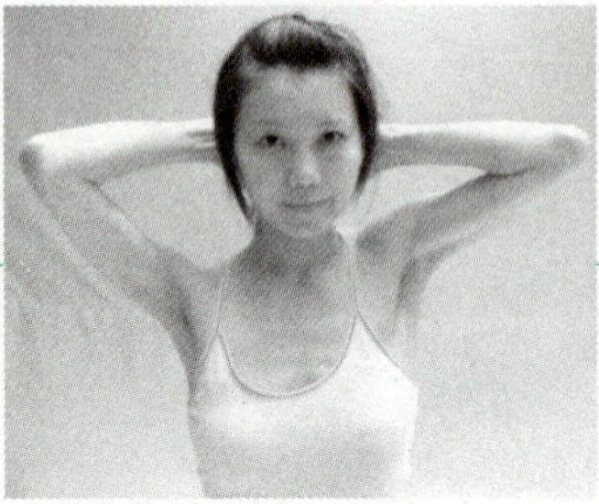

动作:双手抬高置于颈后。

图 2-58
肩膀外旋及内收

8

动作:双手重叠且置于两侧肩胛骨之间。

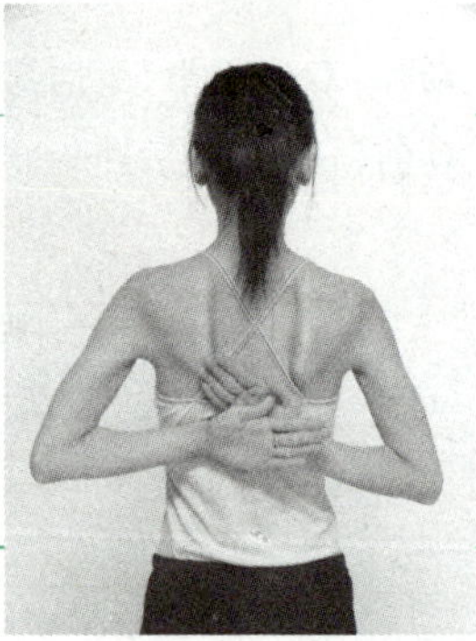

图 2-59
肩膀内旋及内收

9

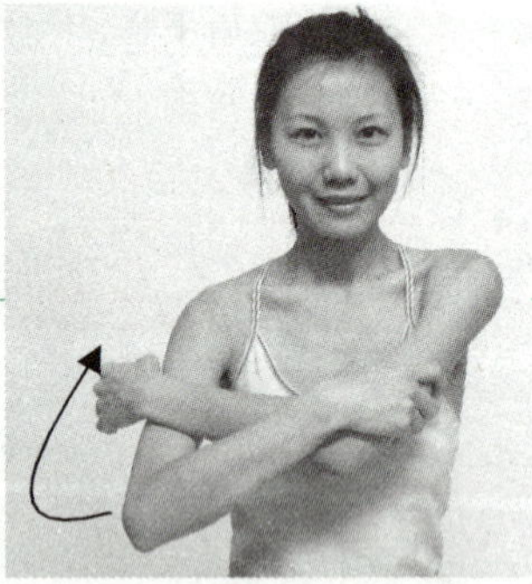

动作:弯臂横越胸前,将手往对侧肩膀上放,尽量往背后伸,另一手则扶住手肘部位往后扳,持续约10秒钟。

图 2-60
肩部后方肌肉拉筋

10

动作:伸臂绕过头顶,另一手则扶住手肘(或前臂、手掌),侧向伸展肩臂部位至极限时,维持10秒钟。

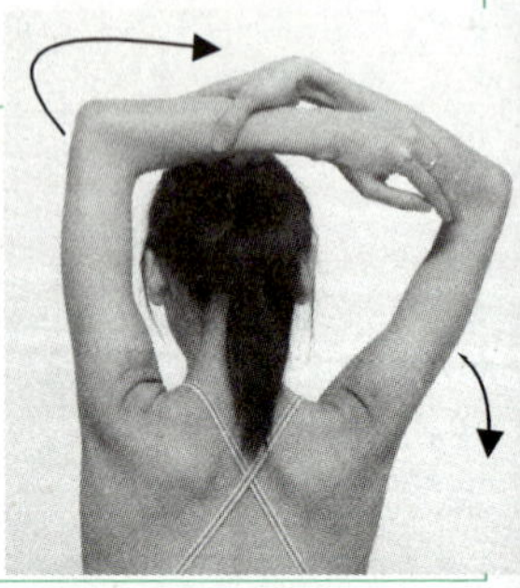

图 2-61 肩部侧方肌肉拉筋

肩膀、上臂酸痛的运动治疗

按摩背部肌肉

1 雨伞按摩棒

功效：可解决肩背酸痛僵硬时，自己很难着力按摩的部位。

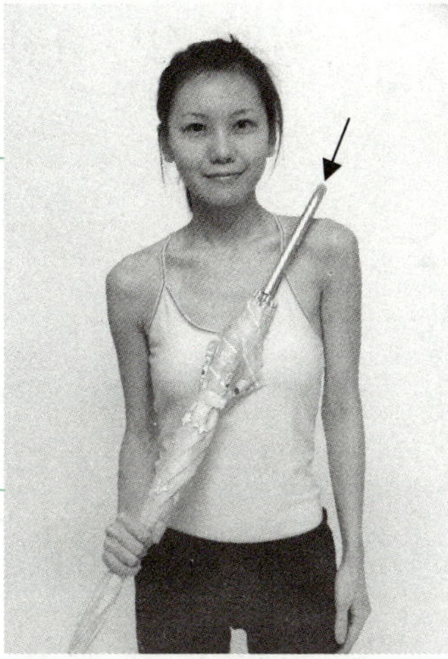

动作：用有弯曲握柄的伞或市售的弯曲按摩棒，按摩上背部手摸不着的地方。

图 2-62 雨伞按摩棒

2 小球按摩法

功效：按摩背部肌肉。

动作：肩胛疼痛及腰酸背痛时，可用软性的小球（网球或带有棘状突起的球）置于背后，以仰卧姿态或坐在有靠背的椅子上，滚动小球或点状按摩酸痛部位。

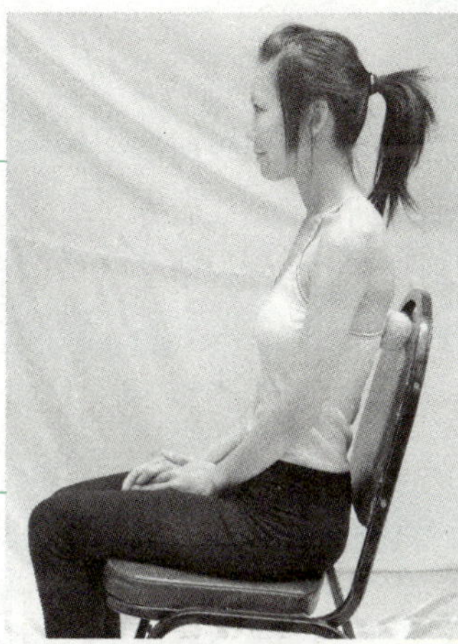

图 2-63 小球按摩法

1 肩贞

功效：可治疗肩膀后下侧的酸痛。

2 肩髃

功效：可治疗肩膀前侧酸痛。

肩膀、上臂酸痛的

常用治疗穴道

3 肩髎

功效：可治疗肩膀后侧酸痛。

1

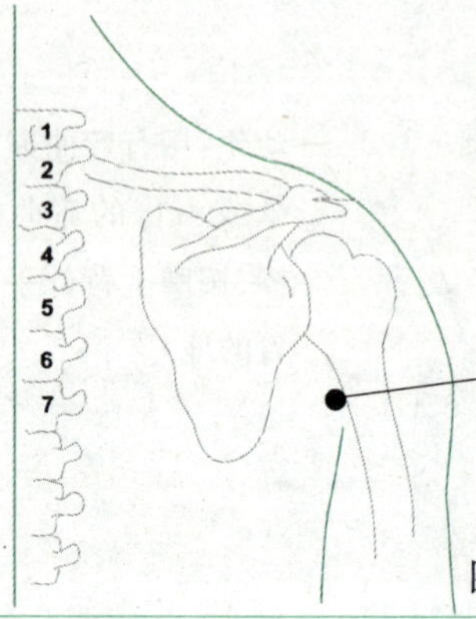

取穴：手臂下垂时，腋窝后面竖纹上端，往上距离一寸处。

图 2-64 肩贞

2

取穴：手臂侧向平举，肩膀关节会出现两个肌肉间的凹窝，前方的那个凹陷部位即是此穴。

3

取穴：手臂侧向平举，肩膀关节会出现两个肌肉间的凹窝，后方的那个凹陷部位即是此穴。

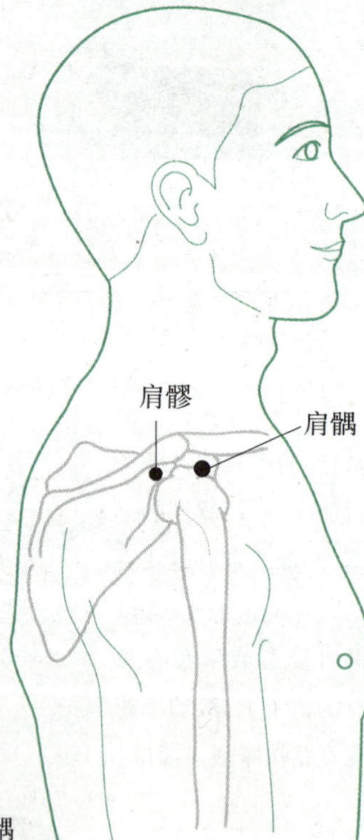

图 2-65 肩髃

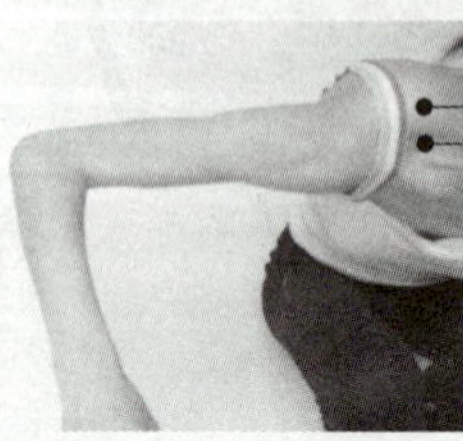

图 2-66 肩髎

预防肩膀、上臂酸痛的保健方法

- 平时抬举重物，例如买菜、购物、倒垃圾、搬家、提行李等，须衡量自己的能力，不要超出肌肉、肌腱的负荷能力。
- 运动时，过度抬肩（超过90° 外展）的动作，例如投掷、游泳、举重、球类运动等，需维持在安全的范围，次数不宜太多，以免造成旋转袖与滑液囊的压迫。
- 一旦发生肌腱炎或其他原因的肩痛，应尽早就医，并须注意每日做几次全范围的关节活动，以免演变成五十肩。
- 肩关节是人体中最不稳定的关节，故平日须从事适当的肌力训练，尤其是外展与外旋的动作，以维持适当的稳定性，及预防关节、肌腱的伤害。
- 由于旋转袖的动作以外展及外旋为主，因此，在肌力训练时，要特别强化此二动作。
- 为了减轻或防止运动治疗引起的疼痛，运动前可先做热敷或其他热疗，亦可服用短效的消炎止痛剂。运动之后，若有疼痛、肿胀的现象，则可局部冰敷5～20分钟。

2-3

胸部的疼痛

胸部疼痛知多少?

胸部疼痛的范围，包括胸骨下部、胸部中央、胸部深处等部位。胸闷、胸痛的症状极为多样，有人疼痛来得快去得也快，有人却心口闷闷的或胸口如同被针扎到一样刺痛。根据临床观察，约1/3的胸痛并不会对健康造成严重影响。其他诸如肋膜炎、精神官能症、神经性疼痛等，也都是胸痛常见的原因。

必须了解的是，胸痛不一定是老年人的专利，不少年轻人也常感觉一股气闷在胸口，挥之不去，但多无大碍。总之，造成胸痛的原因很多，必须尽早就医，由医师详细检查，才能确定诊断，并给予适当的治疗。

造成胸痛的原因

会引起胸痛的原因，包括心肌缺血（心绞痛）、肺栓塞、主动脉剥离、急性心肌梗死、纵隔腔气肿、急性心包膜炎、肋膜炎、肋骨软骨痛、胸壁痛、情绪疾病等。

- 多数的胸痛症状都是在感冒咳嗽时，出现心口闷痛的情形。
- 呼吸道感染，例如肺炎引发胸壁旁的肋膜或软骨发炎，症状为深呼吸或咳嗽时，疼痛都会加剧，且胸骨边缘的肌肉也会有压痛现象。
- 罹患风湿热等自体免疫疾病者，可能因为二尖瓣脱垂而造成急性胸痛。
- 慢性支气管炎、肺气肿者，可能于胸部下缘产生慢性疼痛。
- 食道发炎或胃酸逆流，也可能造成食道灼热感及闷痛的情形，这类病症疼痛的部位主要位于胸骨正下方。
- 有些皮肤疾病如带状疱疹，亦可能引起肋缘神经疼痛。

胸部疼痛的临床实例

【实例 1】

王老师(38岁),最近因为学生将要参加学力测验,工作压力增加不少,每天都忙到晚上12点多才能上床睡觉,因而近两个月来,除了常有肩背酸痛、头痛失眠外,还出现胸口闷痛的症状,连月经都延迟了两周才来。

临床检查:在医院做了心电图及X光片检查全都正常;身体检查却发现胸背肌肉均相当僵硬,有明显压痛点及紧绷的肌肉硬块。

医师诊断

经诊断为“肌膜疼痛症候群”后,给予局部低周波及热敷,并服用肌肉松弛剂和抗焦虑药物,再配合扩胸伸展运动,症状于一周后逐渐缓解。

【实例 2】

马先生(25岁)在货运行上班,平时即喜欢运动,周末与好友一起打羽毛球时,却在用力挥拍杀球后,突然觉得右胸靠近肩膀处有一阵撕裂性的剧痛,之后连右手抬高要脱衣服或搬货时,皆会引发疼痛。更不幸的是这两天着凉感冒了,只要一咳嗽,右胸也会突然一阵剧痛。

临床检查:发现胸大肌上有明显的压痛点,就连牵动肩膀的动作也会引发同一部位的疼痛。

医师诊断

经诊断为“肌肉拉伤”后,给予局部电刺激及针灸治疗,并服用肌肉松弛剂和消炎止痛药,症状于5天后明显缓解。

胸部的构造与功能

胸部构造，可简单分为胸廓及胸腔两部分。

胸廓

胸廓主要由前面的胸骨、两侧的肋骨和背后的脊柱所构成，呈圆锥形，整个骨架看起来就像一个鸟笼的样子（如图2–67）。

图 2–67 胸部图

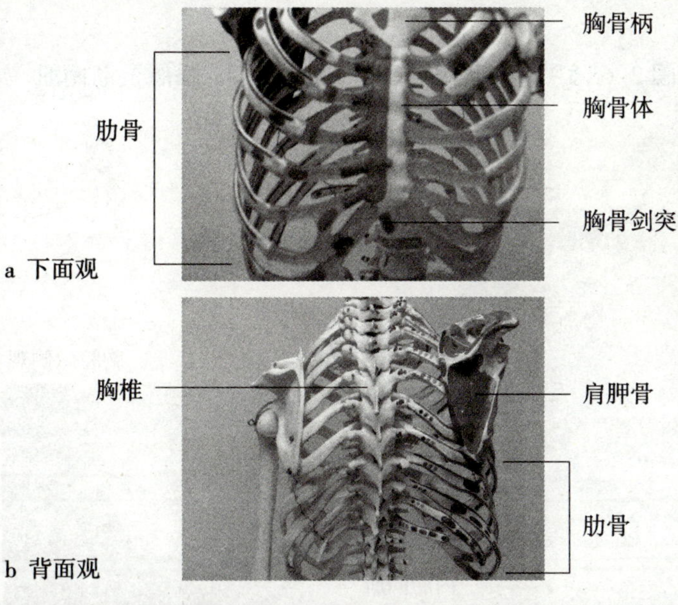

人类的肋骨共有12对，左右对称，功能在于保护胸腔内的重要器官。在肋骨与胸骨间有软骨连接着，肋骨与肋骨间则有肌肉相连，这些肌肉除了形成胸壁之外，也可帮助吸气、吐气，尤其咳嗽时更有赖于这些肌肉的强力收缩。

由胸壁连接肩膀的胸大肌、胸小肌(如图2–68),除了辅助呼吸之外,也协助肩膀的活动,例如健美先生丰厚的胸大肌常是引人注目的焦点。前后锯肌则位于胸壁侧面衣服缝线的位置,附着在肋骨上的样子像是锯齿一般,其作用是将肩胛骨固定在胸壁上。

借助横膈膜及胸壁肌肉的收缩,造成胸廓外形的改变,可明显增加呼吸的效能(如图2–69)。至于由胸部脊髓发出的肋间神经,沿着肋骨间的缝隙由后往前走,除了支配胸壁的肌肉群与感觉功能外,背侧的神经分支也与体内自主神经系统相连,可协调心肺肠胃等内脏功能(如图2–70)

图 2–68 胸部肌肉图

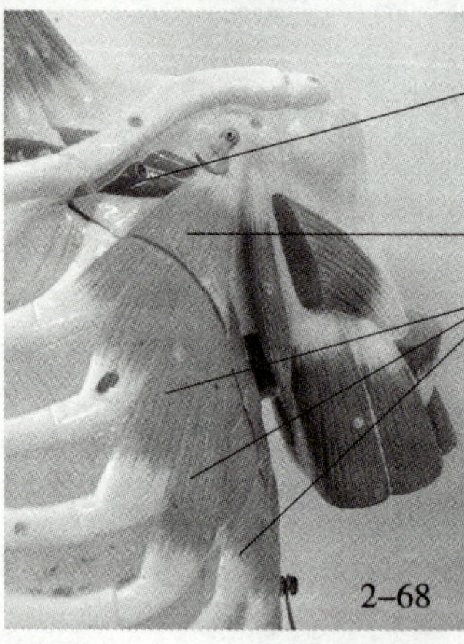

图 2–69 横膈及肋间肌

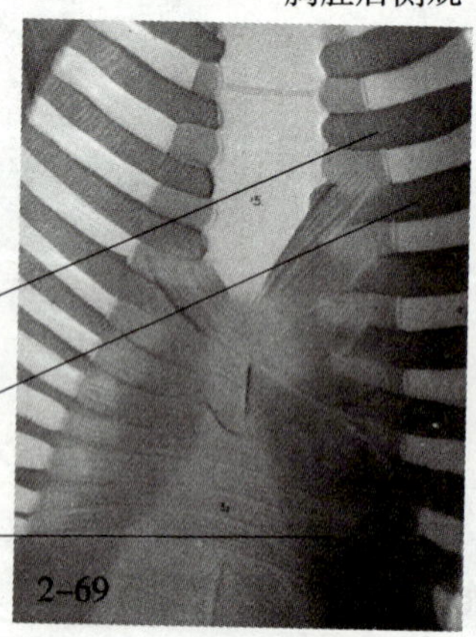

图 2-70 肋间神经

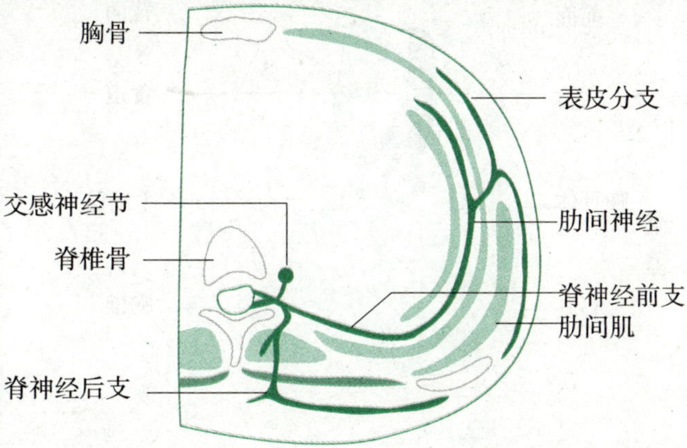

胸腔

横膈膜是胸腔的底盘，将胸腔与腹腔分开。胸腔内部除了两侧的肺脏外，中间的纵隔腔由前到后包含气管、支气管、心脏、动脉、静脉及食道等构造（如图2-71、图2-72）。

图 2-71 胸腔正面观

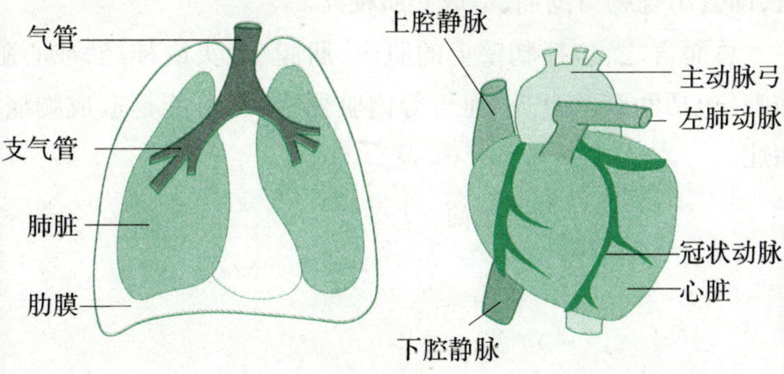

图 2-72 胸腔侧面观

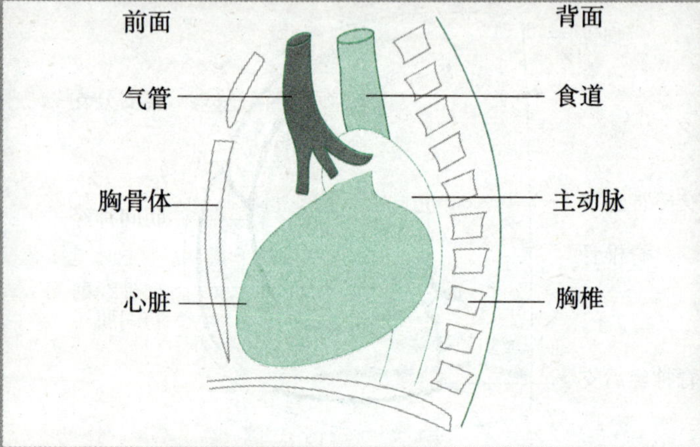

肺部被一层称为肋膜的薄膜包覆着。人体的肺部内无疼痛神经,因此无论肿瘤、脓疡等症状,只要不压迫肋膜或胸壁,根本不会感觉疼痛。但是肋膜如果发炎或受到刺激,患者在深呼吸或咳嗽时,就会感受到胸痛,且疼痛部位与病灶位置有关。

心脏位于中央偏左的位置,如同皇冠般罩在其外的冠状动脉,负责供应心脏本身的营养需求。若是血管阻塞造成心肌缺血,即会出现胸口闷痛,造成心肌梗死。

总而言之,包括胸壁上的肌肉、肌膜、骨头或神经,或心脏、肺脏(包括肋膜)、食道、血管等内脏器官,都可能是造成胸痛的病灶。

胸部疼痛的常见病症

神经性疼痛

年轻女性常有不明原因的胸部抽痛，老一辈认为是转大人的征兆。疼痛时间虽仅短短数秒钟，但因痛如针刺，往往引起很多疑虑，其实这多属轻微的神经性疼痛，尤其是20～30岁女性，有胸痛的情形普遍较高。

可能病因 ▶除了所谓转大人的胸痛外，国外统计亦发现，约5%～10%的高瘦女孩，可能因二尖瓣脱垂而引起胸闷、胸痛及心悸等症状。而十来岁少女于左侧第2、3肋骨也会发生不明原因的神经抽痛，但这类症状多于成年后即会自行消失或减少。此外，如糖尿病神经根病变、带状疱疹、神经根压迫等也会引发神经痛，其中，胸神经根的压迫会产生肋间神经的疼痛，其原因可能与胸椎骨刺、肿瘤或压迫性骨折有关。有时颈部的病变，如骨刺或椎间盘突出症亦会造成胸痛。

临床症状 ▶

- 若是单纯的糖尿病神经根病变，受影响的肋间神经多为一条且发生在单侧，其症状为胸部与腹部的疼痛或皮肤感觉异常，且夜间较严重。
- 带状疱疹的特征是背部或胸部的皮肤有水泡及红疹，且沿着肋间神经的走向呈圆弧形分布（如图2-73）。疼痛的范围与水泡的走向一致，可发生于水泡发生前、水泡发生时或水泡发生后。

治疗方式 ▶除了控制血糖之外，亦可使用止痛剂及镇静剂来减轻疼痛。大部分的患者在半年至两年间会自行恢复。

图 2-73 肋间神经痛

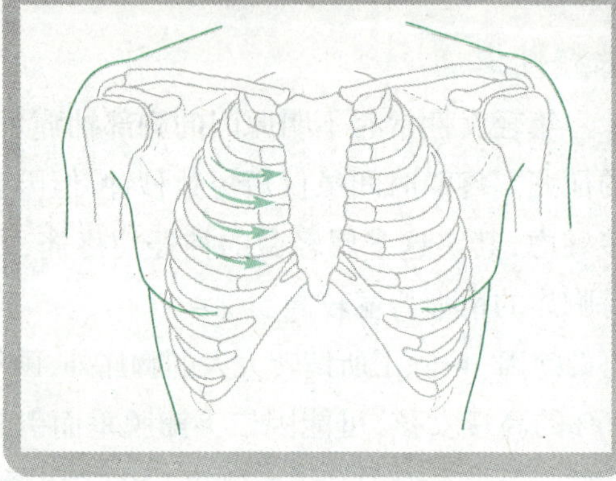

肌肉拉伤

可能病因 ▶胸部肌肉、筋膜因剧烈运动、拉扯或搬运重物等因素而导致的伤害。

临床症状 ▶特征为局部肌肉有明显的压痛感，且躯干做动作时也会引起疼痛，甚至因为这些肌肉皆属于呼吸的辅助肌，就连深呼吸或咳嗽时也会引起疼痛。

影响部位 ▶依照肌肉部位的不同可分为3大类。

- 胸大肌及胸小肌：疼痛部位在前胸，尤其左侧胸肌疼痛常被误诊为心绞痛，手抬高或深呼吸时均可能诱发疼痛。
- 前锯肌：疼痛位于胸部侧面，猛烈咳嗽或剧烈运动后会引起胸痛。
- 胸骨肌：胸骨下持续性的疼痛，疼痛不受活动影响（与休息或运动无关）。

治疗方式 ▶在受伤后2天内，冰敷、电刺激、消炎止痛药皆可缓解疼痛。接下来并可做做伸展运动，使肌肉维持适当的柔软度。

肋骨软骨痛

可能病因 ▶一般认为此症与呼吸不当、脱水、运动伤害、过瘦或饭后立即运动等有关。

临床症状 ▶疼痛的性质可能是急性的刺痛，也可能是持续性的钝痛。其特征是肋骨与软骨交接处有明显的肿胀及压痛。

影响部位 ▶疼痛通常发生于前胸肋骨与软骨相接的部位（如图2–74），尤其是第2肋骨处。

治疗方式 ▶

- 运动前的暖身运动可避免或减轻疼痛的发生；运动时，则要注意呼吸的平顺，试着让呼吸长一点、深一点，因为短促的呼吸会让肌肉过度运动；此外，须注意不要刚吃饱就运动，最好饭后1小时才进行运动，且要多喝水，以避免脱水。

图 2–74 肋骨软骨痛

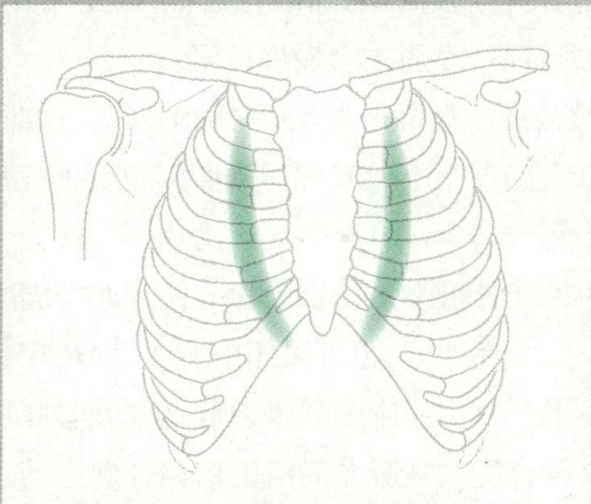

- 针对疼痛的部位，可以用低周波、干扰波、热敷、超声波、针灸、贴扎、口服药物或局部类固醇注射等来缓解疼痛。

胸部挫伤及肋骨骨折

可能病因 ▶在日常生活中，胸部挫伤随时可见，尤其是胸部的前侧没有肌肉保护，随便一碰都要痛上几天，且咳嗽时疼痛更加剧。此外，运动伤害、交通事故导致的胸部挫伤情形也不少。根据统计，胸部挫伤的病人中有1/3会合并肋骨骨折。一般而言，跌倒时胸部撞到硬物多引起单纯骨折，但车祸或自高楼摔下，则会发生多处骨折。

临床症状 ▶如果撞击后只造成局部胸壁的肿胀淤血，称为胸部挫伤，治疗较简单；如果有骨折，则往往会剧痛数周，直到骨折逐渐愈合后，疼痛才会慢慢减轻。

诊断检查 ▶除了照X光片确定外，骨折部位会有明确的压痛点，同时会有“喀喀”声，弹压肋骨时也会使疼痛加剧。

治疗方式 ▶

- 单纯骨折不需特别治疗，使用非类固醇消炎止痛剂及胶带固定胸部即可，也可以用电刺激、冷热疗、针灸、贴扎来辅助。如果严重疼痛影响呼吸，则可做肋间神经阻断术以减轻疼痛，并配合腹式呼吸及后续的肌肉伸展运动。门诊中也常见到胸部挫伤患者疼痛好几个月，所以患者应先做好心理准备，切忌病急乱投医，以免引起并发症。
- 肋骨骨折也不需开刀治疗，但是并发症就要积极治疗。尤其老年人因骨质疏松，往往一咳嗽或轻轻一撞，可能就发生骨折，由于呼吸会痛，以致不敢呼吸，使得肺部膨胀不全，进而引发肺炎，所以，老年人肋骨骨折要积极治疗，并鼓励深呼吸、咳痰。

肌膜疼痛症候群

可能病因 ▶其病因除来自神经病变、肌肉扭伤、肌腱发炎之外，骨骼结构的不对称也是原因之一。另外，长期姿势不良者（例如久坐办公室的上班族）往往因为某一部分肌肉长期处在过度收缩的情况，也容易引起肌膜的疼痛，此情形以30~50岁的女性最常见。但近年来电脑使用的普及化，年轻族群一上网就是好几小时，已使得患病年龄层有下降的趋势。

临床症状 ▶属于骨骼肌肉毛病的肌膜疼痛，肌肉中有像结节状的硬块及特别敏感的痛点（即引痛点或扳机点），是一种会反复发作的慢性疼痛。根据统计，大概每3个中年妇女就有一个是肌膜疼痛症候群的患者，一旦发作起来，不仅疼痛难耐，还会连带引发胸部刺痛或胀痛，且合并疲倦与情绪紧张、心悸、胃痛等症状，甚至坐立不安、辗转难眠，严重地影响到生活品质。

治疗方式 ▶除了药物外，可针对局部肌肉进行热敷、电刺激、按摩、针灸、局部注射及拉筋运动等。全身性的活动，例如游泳、瑜伽、柔软体操、太极拳及气功等也很有帮助；若能配合身心放松、情绪管理的课程，效果会更好。

酸痛TIPS 心理因素也会造成肌膜疼痛症候群

肌膜疼痛症候群也是一种身心症（指因心理障碍而造成肢体问题的疾病）。因为根据研究发现，肌膜疼痛症候群引起的疼痛，会随着压力上升而增加，诸如经济压力、婚姻问题、人际关系不佳及孩子教养的负担等，常压得人喘不过气来，加上中年以后，肌肉、肌腱的柔软度大不如前，肌肉容易紧缩，还会使病症更为恶性化。

纤维肌痛(fibromyalgia)

可能病因 ▶纤维肌痛是一种全身性的慢性肌肉疼痛，好发于中年女性。一般认为是由于中枢神经对疼痛调控失常所致，与主要是局部肌肉问题的肌膜疼痛症候群不同。

临床症状 ▶此疾病亦会造成胸痛，且常常持续多年不易治愈，还让肌肉变得敏感，使患者经常感到全身肌肉酸痛。

酸痛TIPS 梅核气易造成胸胁胀痛

很多人常觉得即使没有感冒，喉咙总是有痰的感觉，又查不出什么疾病来，就如中医常提到的“梅核气、肝郁气滞”的症状：“喉中如有炙脔，吐之不出，吞之不下，胸胁满闷胀痛。”即痰气结在咽喉，好像有东西梗阻，咯之不出，吞之不下，却又无法明确指出到底哪个位置不舒服，所以，常见胸胁胀痛、失眠多梦的症状。

依据传统中医的思维，认为“梅核气”的机转，主要是由于“气机不顺”，造成“气”的郁结，因此与情绪有很大的关系。此类患者往往个性较急躁，易紧张焦虑或心情受压抑而郁闷不乐，尤以中年至更年期的妇女最多见。因此，中医治疗梅核气，多以行气解郁来着手，因为这些情绪不稳定的因素，在中医是属于“肝气郁结”的范畴。

用现代医学的语言，大致上可将“肝气郁结”比拟成情绪管理失去平衡，借助自主神经的作用，间接影响到消化系统及神经系统的功能。西医认为这纯属于身体精神官能症的一种，常用镇静剂、肌肉松弛剂等药物来治疗。

其他疾病

胸痛有时很难区分是否为危险性的急症，因为有时只是单纯的神经痛或肌肉痛，但是神经质的人却担心可能是重病。简单的区分方法为：

多属于肌肉痛或神经痛	活动身体时会产生疼痛，由外侧按压亦可知道疼痛部位，且疼痛程度有逐渐减轻的状况。
多属于内脏疾病的疼痛	若疼痛的感觉很难定位，且和身体活动无关，感觉越来越痛的。

但是胸痛若伴随着发烧、咳血、体重减轻、淋巴结肿大、疼痛延伸至颈部、手臂时，就要赶快就医，千万不要因为一时的拖延，而错过了治疗的黄金时间，甚至造成死亡。以下为胸痛的四大急症：

胸痛急症	症　状
急性心肌梗死	突发压迫性、紧勒感的前胸痛，常伴随冒汗或疼痛辐射至颈部、手臂及背部
主动脉剥离	突发的前胸部“撕裂痛”，会辐射至背部，常有高血压之病史
肺栓塞	突发的胸痛，常伴随咳嗽、咯血或呼吸困难
气胸	突发性剧烈胸痛，常伴随咳嗽，深呼吸时会加剧，且常有心悸或窒息感

以上4种常见胸痛急症的症状很相像，常不易辨别，须辅以较为先进的仪器方可及早诊断。所以，对于不明原因的突发性剧烈胸痛，若持续超过5分钟时，就应立即前往急诊室就医。

1 腹式呼吸

功效：可增加呼吸的深度，强化呼吸肌的效能。

2 肋骨扩张运动

功效：可增加呼吸的深度，强化呼吸肌的效能。

胸部疼痛的

运动治疗

3 毛巾束胸运动

功效：可增加呼吸的深度，强化呼吸肌的效能。

1

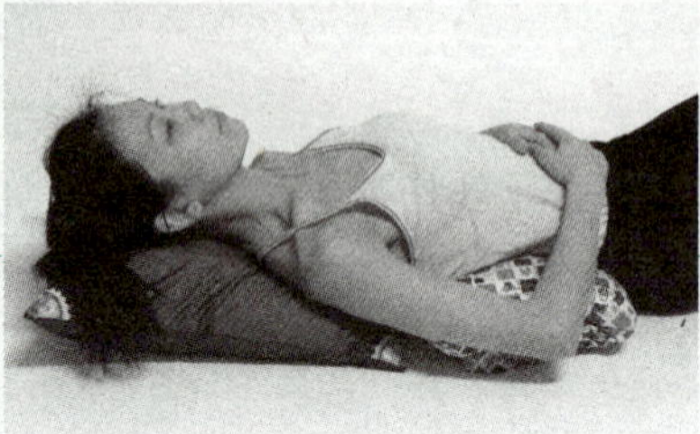

动作：以半坐卧姿势，双手置于腹部，以鼻子吸气，腹部鼓起；用口吐气，腹部收缩。

图 2–75 腹式呼吸

2

动作：仰卧或坐姿，双手置于胸胁肋骨上，深呼吸时，双手施压，配合侧边肋骨扩张抗阻力的运动。

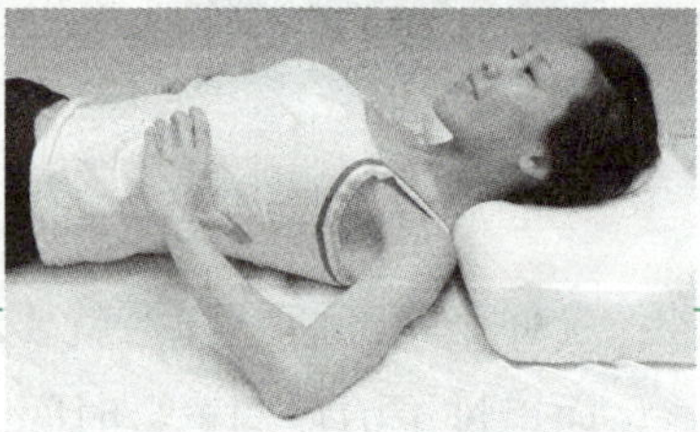

图 2–76 肋骨扩张

3

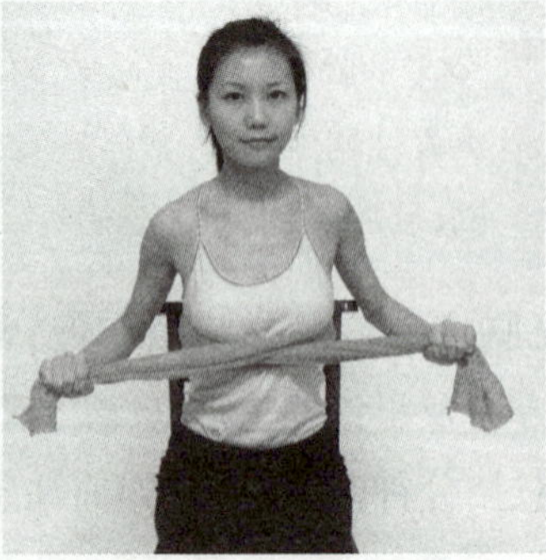

动作：以毛巾交叉缠绕胸部，吸气时拉紧毛巾提供阻力，强化呼吸肌力；呼气时，加压以协助吐气。

图 2–77 毛巾束胸

4 拍翅运动

功效：同“腹式呼吸”，且可伸展胸壁肌肉。

4

动作：双手交握置于颈后，吸气时，扩胸展开双臂；吐气时，双肘靠近，低头呼气。

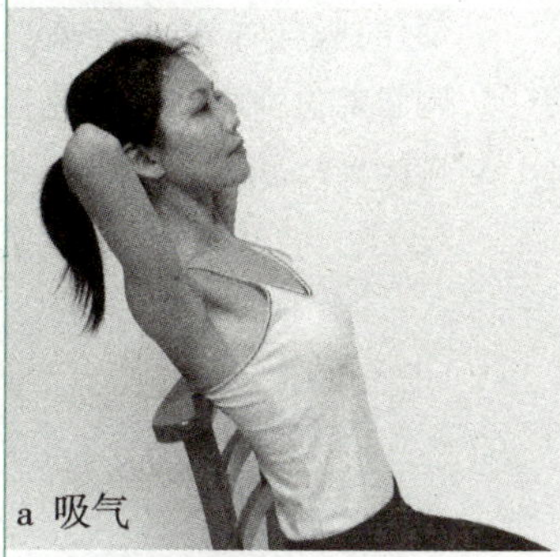
a 吸气

图 2-78 拍翅运动

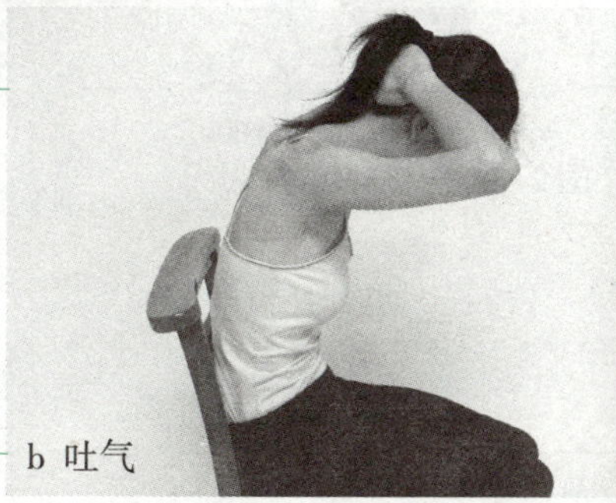
b 吐气

5 甩手弯腰运动

功效：同“腹式呼吸”，亦可牵张胸部及颈背肌肉。

5

动作：吸气时，双臂抬高往上伸展；呼气时，弯腰甩手触地。

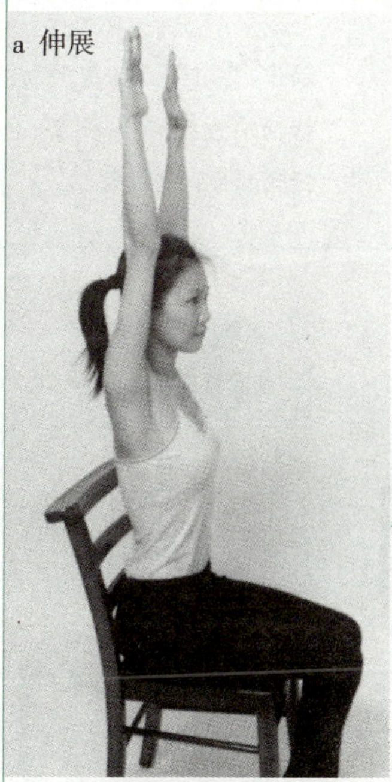
a 伸展

图 2-79 甩手弯腰

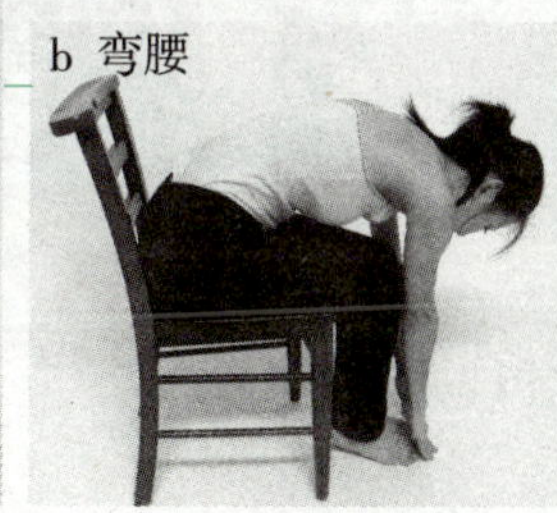
b 弯腰

6 侧弯呼吸运动

功效：同“腹式呼吸”，亦可牵张胸壁侧面肌肉。

6

动作：吸气时，侧向伸展胸胁部位；呼气时，手施压侧身弯腰吐气。

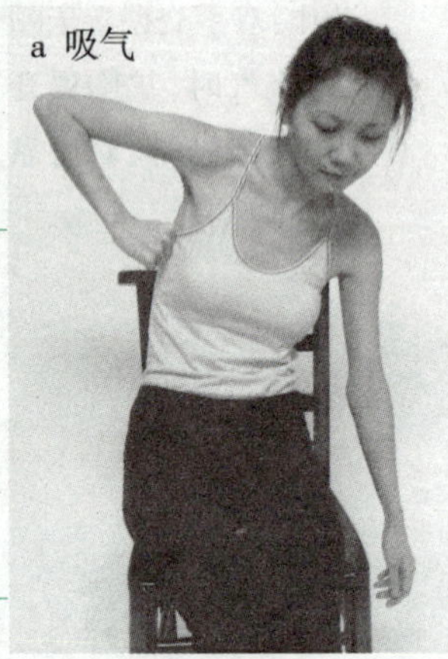

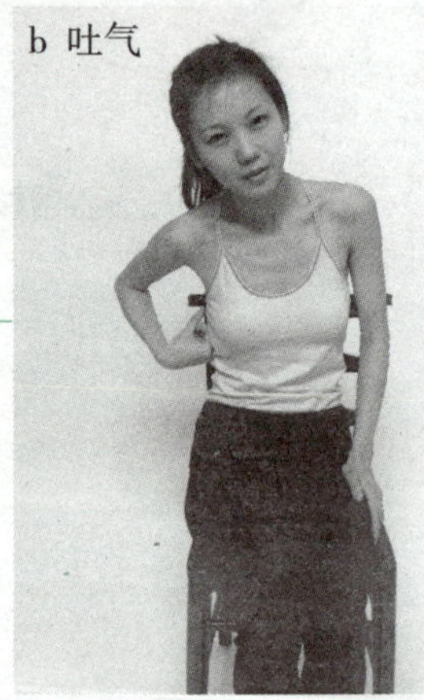

图 2-80 侧弯呼吸

7 半蹲运动

功效：可牵拉胸肌及强化胸肌的力量。

7

动作：背对椅沿站着，手扶椅沿慢慢蹲下来，扩张胸部及肩背肌肉。

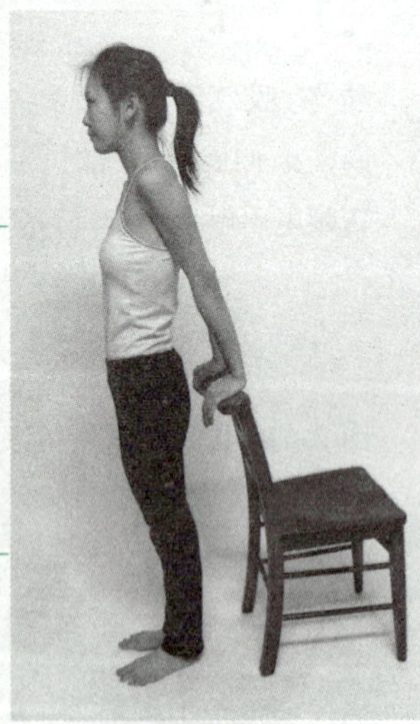

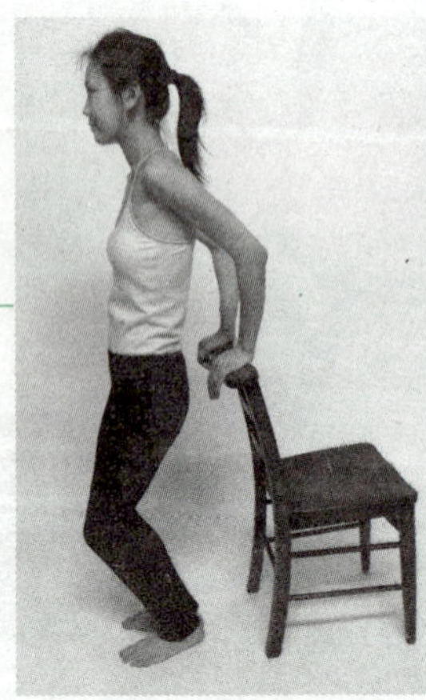

图 2-81 半蹲

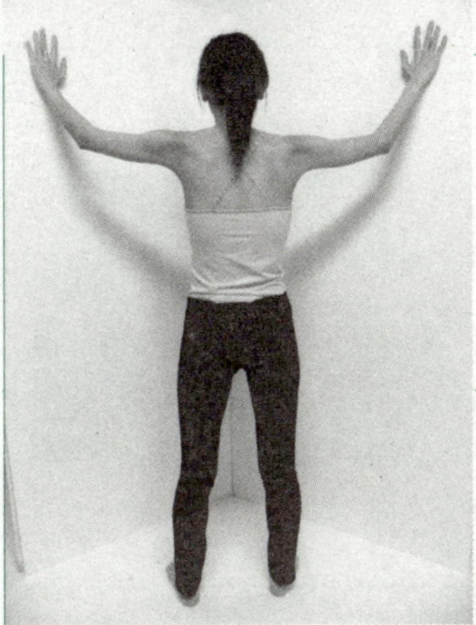

8

动作：立于墙角，双手张开分置两侧墙面，配合呼吸，张手推墙扩胸。

图 2–82 推墙

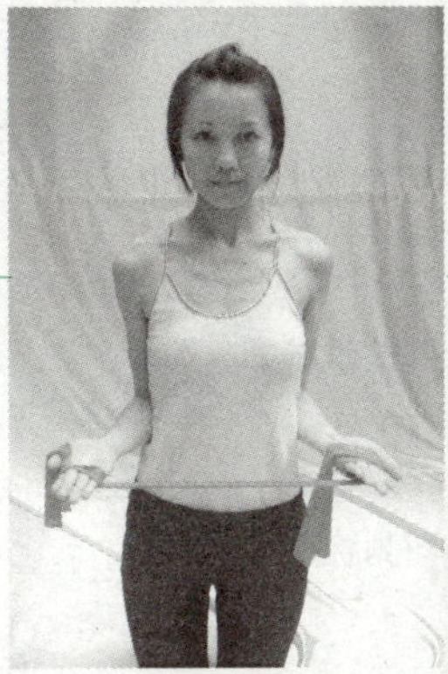

9

动作：手握弹性带的两端，出力扩胸吸气，维持5秒钟，再慢慢吐气松手。

图 2–83 扩胸拉弹

10

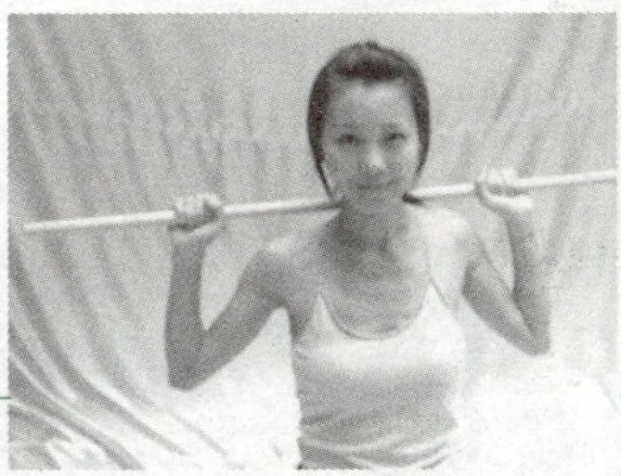

动作：扩胸反手抓握棍棒两端，伸展两侧胸肌。

图 2–84 棍棒运动

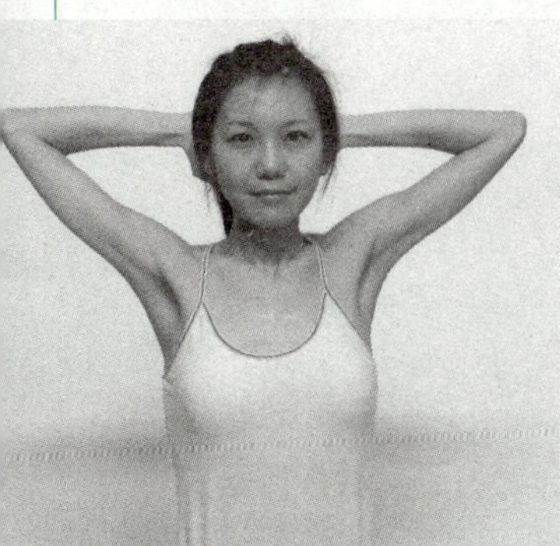

11

动作：双手交握置于颈后，吸气时，扩胸展开双臂；吐气时，双肘靠近低头呼气。

图 2–85 扩胸

8 推墙运动

功效：牵张胸肌及增加呼吸深度。

9 扩胸拉弹运动

功效：深呼吸及肩膀外旋肌肌力训练。

10 棍棒运动

功效：伸展胸壁肌肉。

11 扩胸运动

功效：伸展胸肌。

1 支沟

取穴：手腕背侧横纹往上约4横指（或3寸），前臂两骨之间凹陷处。

功效：可治疗胁肋痛，尤其胸部侧面疼痛。

1

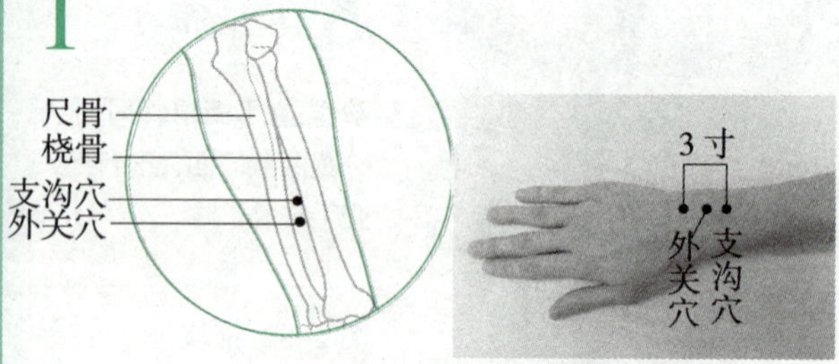

图 2-86 支沟

治疗胸部疼痛的

常用治疗穴道

2 内关

取穴：手腕掌侧横纹往上约2寸处，两条肌腱中间凹陷处。

功效：可治疗胸闷、呕逆、心悸、胃痛。

2

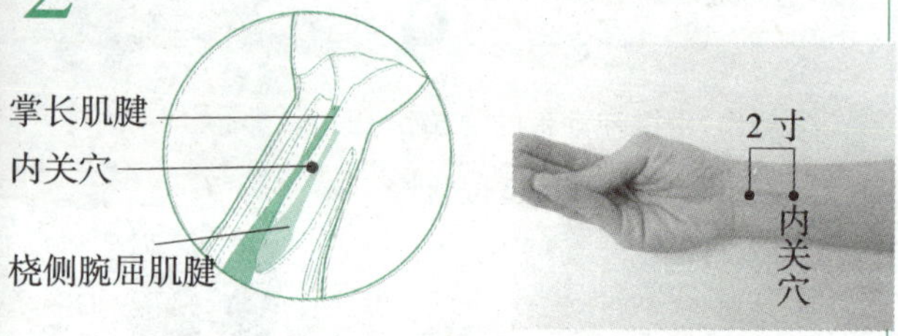

图 2-87 内关

3 膻中

取穴：两乳连线中点，胸骨上凹陷处。

功效：可治疗胸闷、胸痛。

3

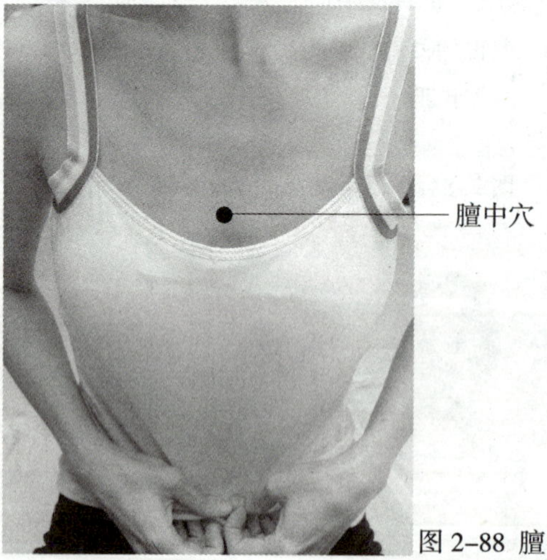

图 2-88 膻中

注 1寸约大拇指宽度，3寸约4横指宽度。

预防胸部疼痛的保健方法

- 在呼吸的部位方面，大略可区分为“胸式呼吸”与“腹式呼吸”两种。

方　法	运用部位	起伏部位
胸式呼吸	靠胸部肌肉的力量来扩张胸腔	肩膀和胸部会有明显的起伏
腹式呼吸	靠胸腹之间横膈膜的下降来扩张胸腔	腹部的起伏比胸部的起伏来得明显

因此，在腹式呼吸的时候，如果能够将注意力放在自己的腹部上，让自己的腹部随着呼吸起伏，便能有效地让横膈膜升降，降低胸部肌肉的紧张，并有助于身体的放松。

- 由于神经反射区的影响，内脏的疾病也会引起身体躯干部位的疼痛感，称为“牵引性疼痛”（如图2–89）。因此，有时疼痛虽然在肩膀上，却可能是由心脏疾病所引发的，所以，不明原因的胸痛，尤其是合并其他症状时，就需要进一步接受检查。

图 2–89 胸腹牵引痛分布图

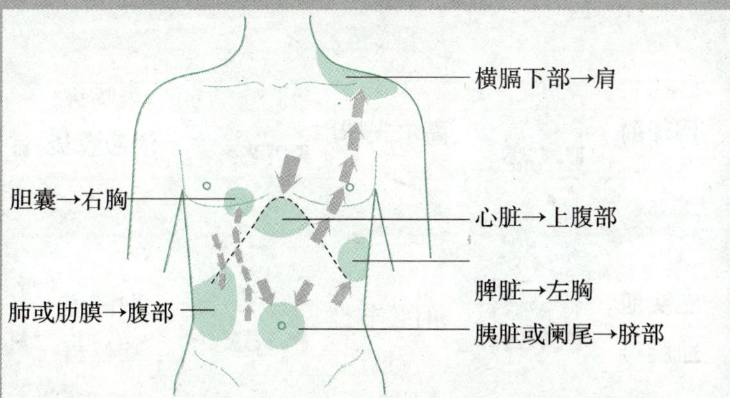

2–4

手肘的酸痛

肘部酸痛知多少？

根据研究显示，网球肘的发生率为1%～2%，且持续静态的肌肉负荷、较高重复性的单调工作及费力的工作，都很容易引发网球肘，甚至比运动伤害引起的比率还高。至于手肘内侧发炎的发生率则较外侧低，比例约1∶4，因为会引起肘内侧酸痛的危险因子，主要是费力的工作，而非高重复性。由于网球肘的发生多在35岁之后，所以也称为“四十肘”，像40～50岁妇女网球肘的流行率就高达10%。

在运动伤害方面，一个针对业余网球玩家的研究发现，打球的年资和疼痛发作的年纪没有明显相关。但是每周打球的时数、年龄及疼痛发作的年纪，则均和发生疼痛的次数明显相关。其中，以每周打网球的时数为最佳的酸痛预测指标。虽然只有半数的人会寻求医疗援助，但大部分的人在一年内即会痊愈。整体而言，除了一些骨折后遗症及类风湿性关节炎之外，肘部酸痛的恢复情况还算不错。

造成肘部酸痛的原因

肘关节（如图2-91）是活动量相当大的关节之一，举凡日常活动或从事各种运动，用到手肘的机会很多，相对受伤的机会也会比较多。

- 好发于在工作上需要前臂经常用力或搬重物的人，也容易发生在需要反复使用这群肌肉的职业，例如上班族、家庭主妇、打字员、油漆工、水泥工等。
- 运动伤害引起肘部酸痛的几率也很高，主要原因是动作不正确或使力不当。常见的例子，如网球肘、高尔夫球肘等。
- 另一个原因是中老年后肌肉、肌腱的老化。

肘部酸痛的临床实例

【实例1】

李女士（40岁），在餐饮店上班，必须常煮菜及端菜，主诉3个月来右手肘外侧酸痛，无力。症状时好时坏，严重影响到她的工作。

临床检查：发现肘部外上方有压痛感，手握拳出力或手腕往背侧抬举时，均会感到疼痛无力。

医师诊断

经诊断为网球肘后，病患吃消炎止痛药控制，并进行复健治疗及使用特殊的网球肘束力带（如图2-90），再配合医师的处置及休息，也停止会引发疼痛的姿势及工作，终于摆脱手肘酸痛的困扰。

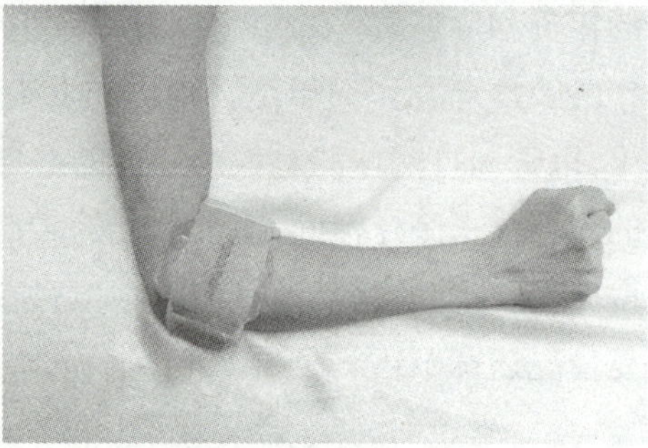

图2-90 网球肘束力带

【实例2】

林老师(45岁),一个月前开始学习打高尔夫球,每天练习一个小时,但是最近一周来,右手肘内侧常感到酸痛无力,连重一点的公事包都无法提起,拧干毛巾也很酸痛。

临床检查:发现肘部内上方有压痛感,手握拳出力或手腕往掌侧用力弯曲时,也都会感到疼痛无力。

医师诊断

经诊断为高尔夫球肘后,针刺肘部少海穴及曲池穴(如图2-110、图2-111、参见P.139),并接受超声波及低周波治疗,减少连续打球的时间,也配合强化前臂、手腕肌力及增加柔软度的复健运动,于3周后痊愈。

【实例3】

林先生(25岁)是一位摄影爱好者。3天前至东北角龙洞拍照时,不慎滑了一跤,右手肘碰到岩壁。当时只觉得右手肘相当 疼痛,但外观并无异常,隔天却发现右手肘骨头处肿胀且往外突出。

医师诊断

诊断为右手肘外伤性“鹰嘴突滑液囊炎”后,以针管抽吸滑液囊的液体,并处方消炎止痛剂。3天后症状完全消失,且手肘不再肿胀。

肘关节的构造与功能

手肘是血管、神经重要的通道，前方有桡动脉，内侧有尺神经，而后外侧则有桡神经通过。肘关节是由肱骨、尺骨及桡骨相接而成(如图2-91)。

图 2-91 肘关节的构造

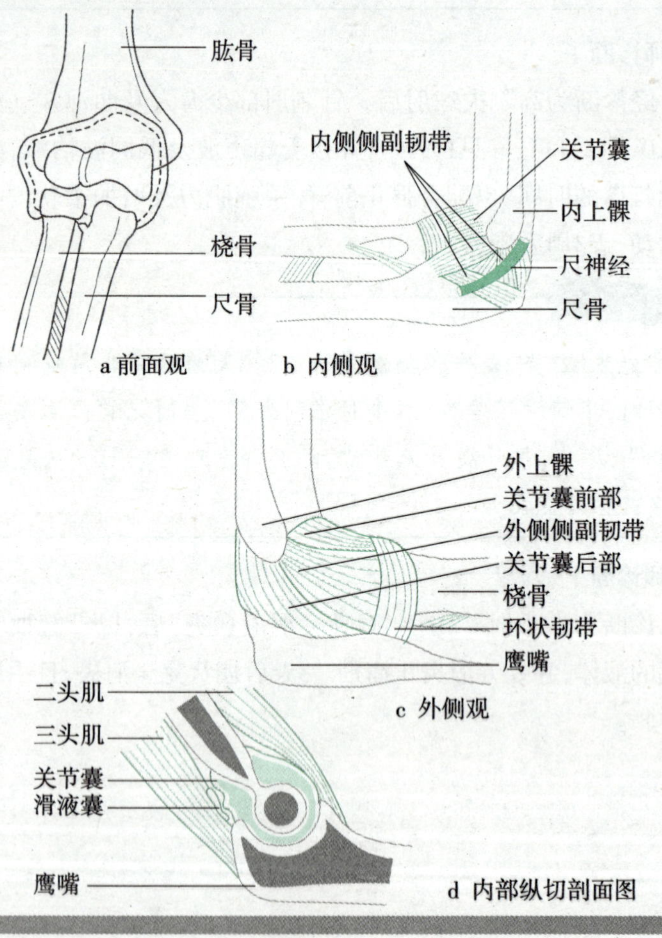

肘关节的活动度

肱骨与尺骨形成的关节即一般所谓的肘关节，动作以伸直及弯曲为主；正常人肘关节活动范围约为-5°（伸直或过度伸直）至145°（极度弯曲）。而尺骨与桡骨在手肘处亦形成一个关节，其动作主司前臂的旋前（指手掌由前转后或由上转下的动作）与旋后（指手背由前转后或由上转下的动作）（如图2-92）。这两个关节的构造与一般滑膜关节相似，均有滑膜、软骨、关节腔及韧带等构造。

图 2-92 肘关节的活动度

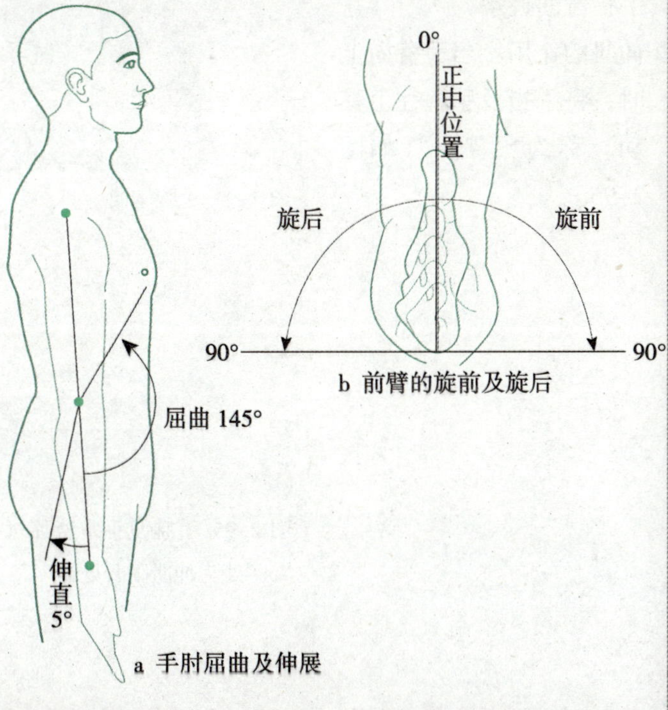

a 手肘屈曲及伸展

b 前臂的旋前及旋后

屈肌与伸肌的作用

当我们手心朝上或朝前时，在肘关节内侧（与小指同一侧）的骨头上，有手指与手腕屈肌肌腱附着于此，而外侧（与拇指同一侧）则有伸肌肌腱附着（如图2–93）。

- 屈肌的作用：当手掌朝下时，使手指及手腕朝下移动（如图2–94，亦包括将手指弯曲握拳）。
- 伸肌的作用：当手背向上时，将手指及手腕往上移动，称为“背屈”（如图2–95）。

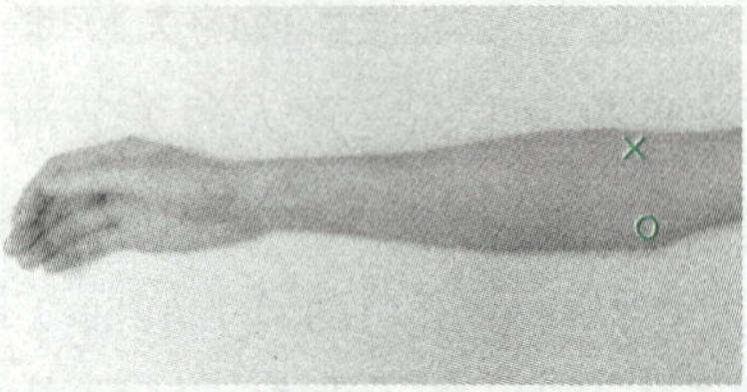

图 2–93 肌腱附着处（手肘下方“o”处为屈肌附着处，上方打“×”处为伸肌附着处。）

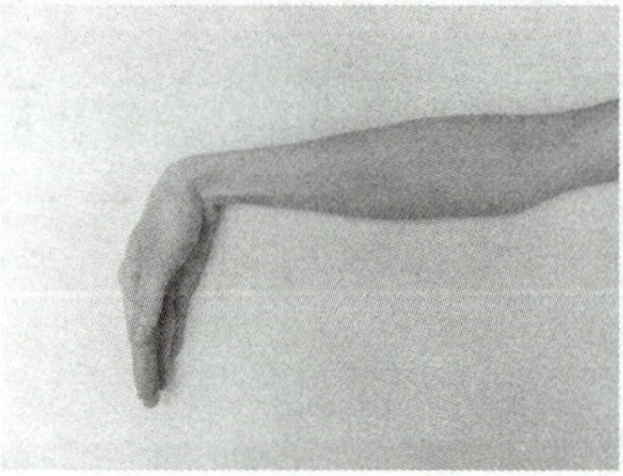

图 2–94 手腕掌曲

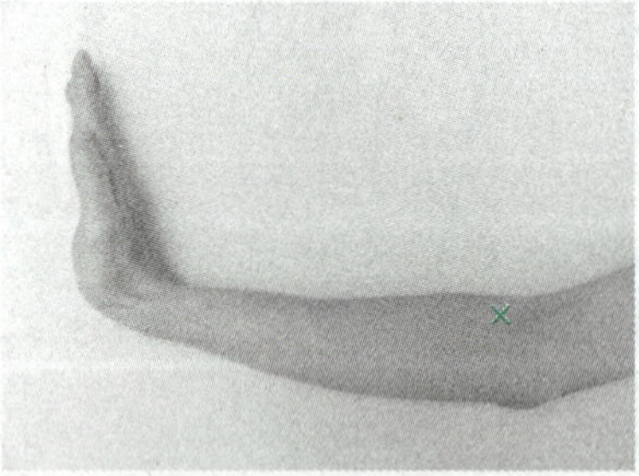

图 2–95 手腕及手掌背屈（手肘“×”处为伸肌附着处）

- 当手背向上时，手腕往小指方向移动则称为“尺骨侧偏移”（如图2-96）。

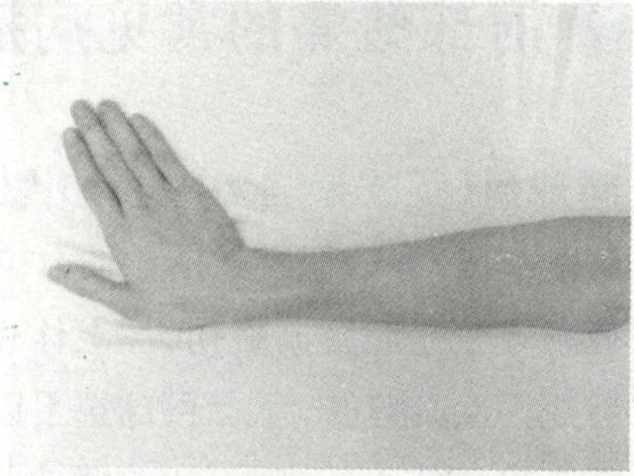

图 2-96 尺骨侧偏移

酸痛TIPS 电脑族为何容易罹患外侧肌腱炎

使用电脑时，如果桌面过高、习惯手腕背屈或尺骨侧偏移，或长时间使用滑鼠者，都比较容易发生肘外侧肌腱炎（又称为网球肘）。其症状是肘关节外侧疼痛，且延伸到前臂（背侧）及手背，使患者打字或手腕背屈时，均会感到疼痛。

肘部酸痛的常见病症

网球肘（正式病名为“肱骨外上髁炎”）

可能病因 ▶因肌腱长期被强力拉张后，使肌腱附着处出现弹性疲乏或发生肌腱撕裂伤，加上休息不够、治疗不当，而演变成急性或慢性肌腱炎。尤其网球选手以反手拍击球时，如果挥拍动作不正确或使力不当，而让前臂伸肌肌肉群过度疲劳，造成肘、腕关节的肌肉及肌腱负担太大，就特别容易引起此处受伤，所以常被称为“网球肘”。

影响部位 ▶发炎的部位主要在手指及手腕伸肌肌腱附着点，即肱骨外上髁处。

临床症状 ▶主要症状是肱骨外上髁附近有压痛感（如图2-97），或患者前臂做外旋及手腕作伸直动作时，肘部外上髁处都会有酸痛感。有时疼痛还会传到前臂、腕部或上臂。发作时，患者往往无法提拿重物，甚至端水、写字都会引起疼痛。

图 2-97 网球肘（肱骨外上髁处有压痛感）

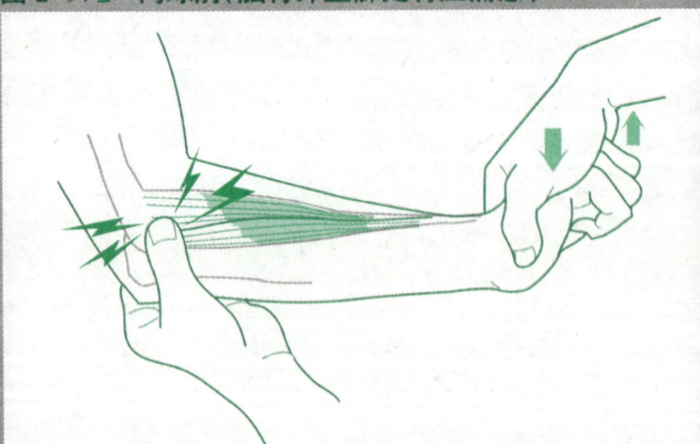

治疗方式 ▶急性期要冰敷，慢性期则要热敷。再使用特殊的网球肘束力带（如图2-90）、非类固醇抗炎止痛药、针灸、穴位按摩、超声波、低能量激光、电刺激复健运动与局部注射等。研究显示，局部注射的疗效约为八成，但需注意的是，每次的注射需间隔1~2周以上，不可频繁使用，否则可能引起肌腱断裂。近年发展的震波机亦有人尝试使用，此外，肌肉贴扎也有若干疗效。

高尔夫球肘（或投手肘，正式病名为“肱骨内上髁炎”）

可能病因 ▶投手在投球的刹那（或用力投掷物品）或高尔夫球挥杆时，过猛的加速过程都可能使手肘受伤。这是因为手肘内侧韧带会受到很大的拉力，而手肘外侧的桡肱骨关节面也承受很大的压力，长期下来就造成内侧韧带拉伤及肘关节软骨损坏。除了运动伤害之外，搬运重物、清扫环境、操作器械、整理家务及长时间开车等，也都可能导致此病。

影响部位 ▶疼痛部位多在手肘内侧肌腱与手肘内侧副韧带处。

临床症状 ▶肘内侧骨头突起的部位（即内上髁，如图2-91b）有明显压痛点（如图2-98），不管是拿取重物、搓洗衣物、扭绞毛巾，或提茶壶倒水、睡时拉被子，都会引起疼痛。

治疗方式 ▶包括冰敷、热敷、药物、针灸、按摩、电刺激、复健运动及局部注射等。此症发生在青少年身上时，由于骨头成熟度不够，受伤后复原很慢，更要小心处理。

图 2-98 高尔夫球肘
（肱骨内上髁有压痛感）

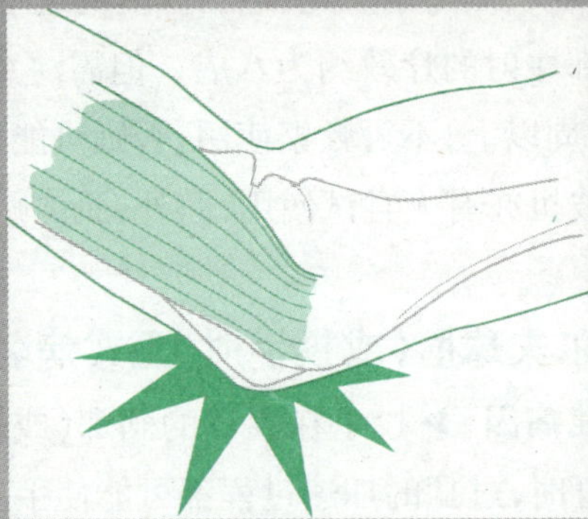

酸痛TIPS 网球肘V.S.高尔夫球肘

网球肘与高尔夫球肘发生的原因相同，但因施力点的位置不同，受伤的部位也会有所差异。网球肘是肱骨外上髁发炎，而高尔夫球肘则是肱骨内上髁发炎。致病的原因除了运动时施力方式不正确之外，因运动过度引发此病的比率也很高，尤其是中年以上的运动爱好者，由于肌肉、肌腱的弹性及伸展性变差，特别容易发生肌腱炎。

鹰嘴突滑液囊炎（又称为“学生肘”）

可能病因 ▶此滑液囊位于皮肤与鹰嘴突之间，属于关节外面的构造（如图2-91c），可减少皮肤与骨头的摩擦，但却很容易因为机械性的摩擦或撞击而发炎肿胀（如图2-99）。除了外伤与压迫之外，有些风湿病（如痛风、类风湿性关节炎等）也会侵犯此处的滑液囊，且痛风石也可能跑到这里来。使用超声波检查，可发现低回音的囊状病变。

影响部位 ▶发生在手肘后侧。

治疗方式 ▶在疾病的早期，可以用冰敷与压迫的方式；慢性期则要热敷。如果肿胀很明显，就必须用针管将里头的内容物抽出，之后还可再加上类固醇注射。

图 2-99 鹰嘴突滑液囊炎

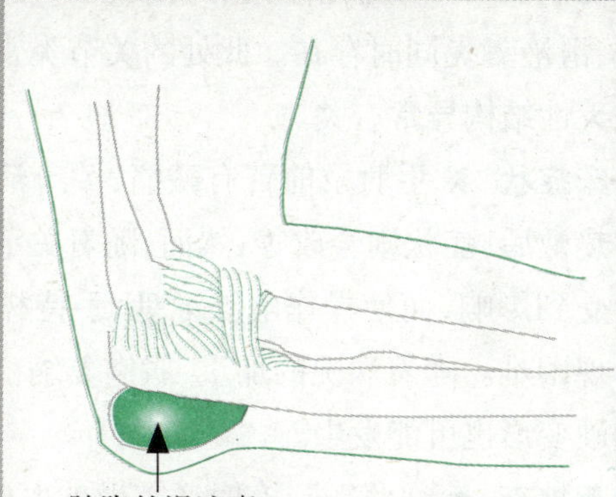

三头肌肌腱炎

可能病因 ▶体操选手或做过多伏地挺身者容易有三头肌肌腱炎。其他如搬运重物、整理家务、清洁环境或健身运动等，也都可能导致此症。

影响部位 ▶三头肌（如图2-91d）肌腱炎疼痛的部位在手肘后侧。

临床症状 ▶手肘后侧有压痛点，且在手肘极度弯曲或用力伸直时，会有疼痛的现象。

治疗方式 ▶首重休息，避免过度使用三头肌(即避免手肘过度用力伸直)；口服止痛消炎剂与局部复健治疗，亦有助于症状的改善。

肘关节炎

可能病因 ▶以退化性关节炎最多，且肘关节的退化常与肌腱炎、滑液囊炎同时存在。此处的关节炎常与外伤(骨折、脱臼)或先天性结构异常有关。

临床症状 ▶手肘及前臂有酸痛,关节活动时疼痛会加重,休息与热敷后,症状则会改善;然而,随着关节活动度变差,肘功能也会受到影响,而使操作电脑键盘、手持杯子、扭转门把等动作均出现困难。随着病况的加重,肌肉萎缩、粘黏性关节囊炎及关节僵硬变形也可能发生。

诊断检查 ▶须照X光,有时还需做抽血检查、组织液细菌培养及生化检验,以与痛风、类风湿性关节炎、细菌感染等作鉴别诊断。

治疗方式 ▶非类固醇消炎药物、针灸、穴位按摩、水疗、电刺激、复健运动及局部注射等。

肘隧道症候群

可能病因 ▶最常见的原因是姿势不当,例如午睡时以手肘当作枕头、打麻将时手肘长时间紧靠桌面、肘部骨折或直接撞击,均可能引发肘隧道症候群(如图2-100)。另外,曾经有过肘关节脱臼或骨折的病人,经过一段长时间,因为肘关节紧缩变形,也会产生尺神经麻痹。

临床症状 ▶小指、无名指及手掌内侧有麻木感,手掌肌肉萎缩无力。

诊断检查 ▶尺神经压迫的程度及恢复的几率,可借助神经传导及肌电图检查判定。

治疗方式 ▶神经肌肉松弛剂、神经营养剂、维生素B群、针灸、穴位按摩、电刺激、复健运动及手术等。

图 2-100 尺神经与肘隧道症候群

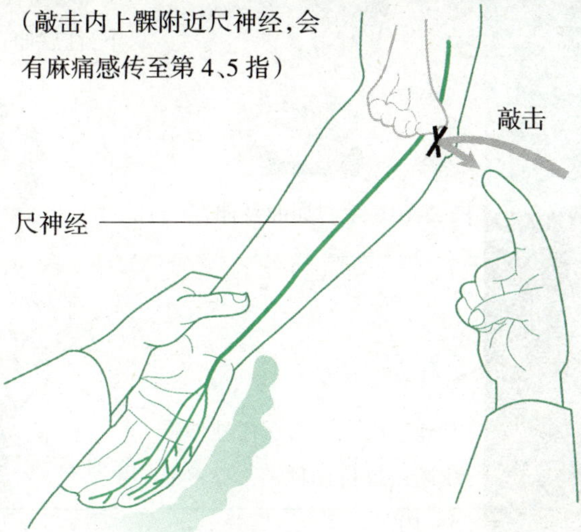

酸痛TIPS 尺神经为何容易受压迫?

当手肘内侧某处遭到撞击,会感觉手臂一阵酸麻无力感,而受到刺激的这条神经(尺神经,如图2-91b、图2-100),即是尺神经,俗称为"麻筋"。尺神经主要控制手掌肌肉的张合、小指与无名指的弯曲、小指与手掌内侧的感觉,不过,由于尺神经穿过肱骨内上髁与尺骨鹰嘴突间的通道时,神经位于皮肤与骨头之间,因此容易受到压迫损伤,尤其是患有糖尿病的人,神经更为脆弱,更易受到伤害。

肘部酸痛的

运动治疗

1 手肘屈曲及伸展

功效：属于手肘基本动作，可在运动开始和结束时做。

1

动作：站立或坐姿，肩膀、手臂自然下垂，手心朝前。接着以手肘为中心，手心尽量往上弯曲；再往下，往后伸直。

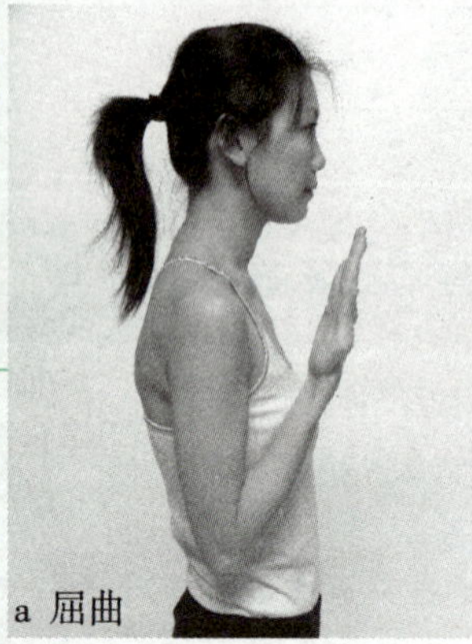

a 屈曲

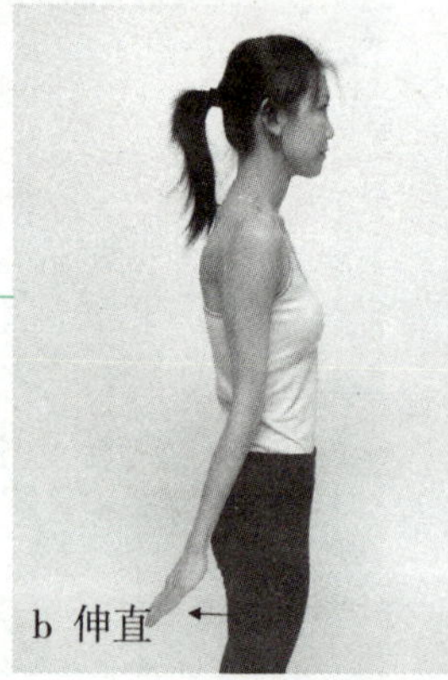

b 伸直

图 2-101 手肘屈曲及伸直

2 手指(腕)伸肌拉筋运动

功效：牵张手腕及手指伸肌。

2

动作：抓住手指，缓慢地伸张手腕，维持10秒钟，并重复5～10次。

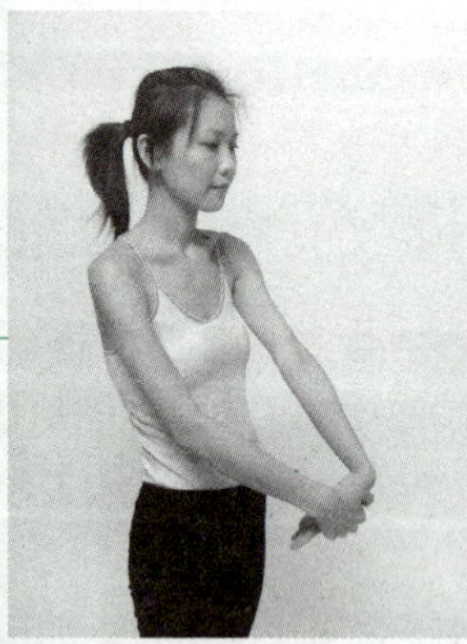

图 2-102

手指(腕)伸肌拉筋

3 手指(腕)屈肌拉筋运动

功效：牵张手腕及手指屈肌。

3

动作：抓住手指，缓慢地屈曲手腕，维持10秒钟，并重复5～10次。

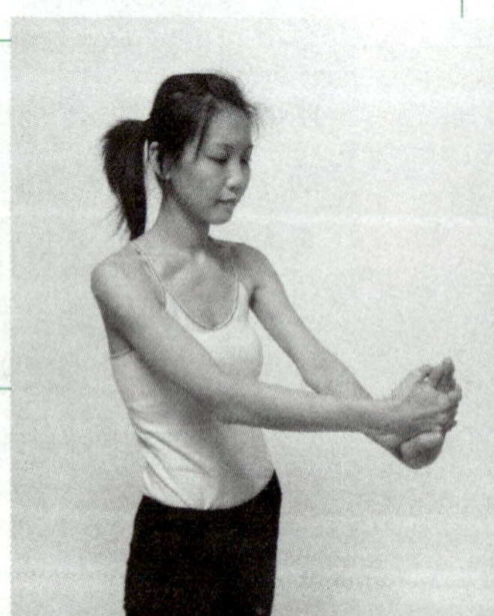

图 2-103

手指(腕)屈肌拉筋

4 前臂旋前及旋后运动

功效：亦属于手肘基本动作，注意事项同“手肘屈曲及伸展”。

4

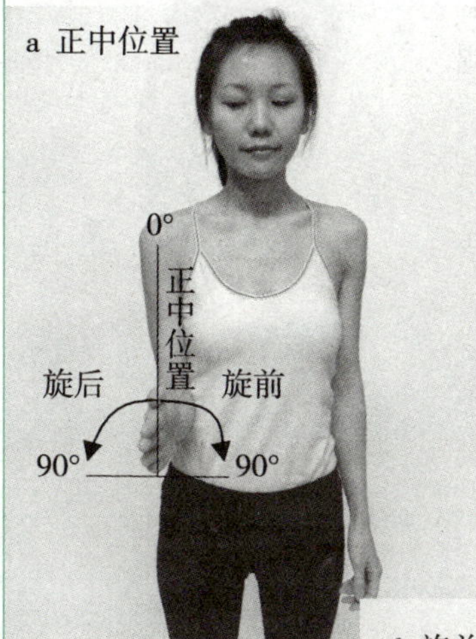

动作：坐姿或站姿，手肘弯曲呈90°，将手指伸直且大拇指朝上，手腕往右旋转达至极限，再往左旋转至极限。

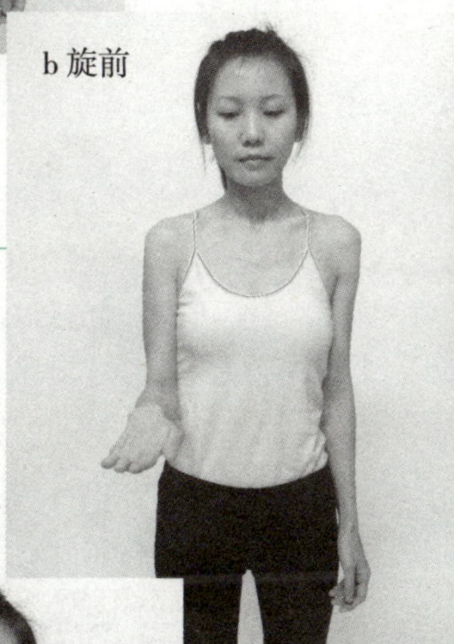

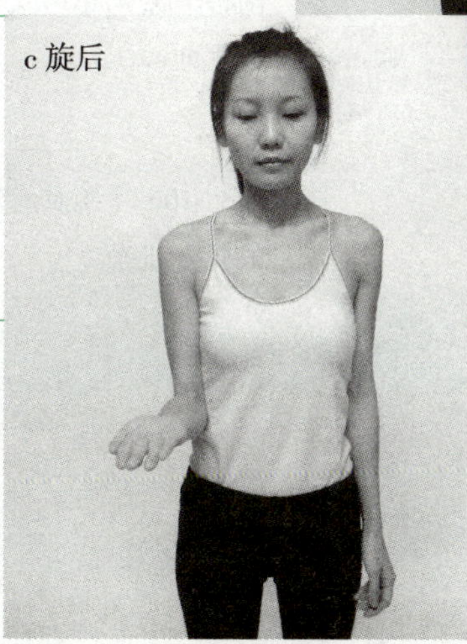

图 2-104
前臂旋前及旋后

5 手腕及前臂的肌力训练(1)

功效：训练手腕及手指屈肌的肌力。

5

动作：运用弹性张力带、哑铃或绳子配合滑轮吊重物，来加强肌力。重点是由较轻的重量开始(0.5 ~1千克)，逐渐增加至2 ~ 3千克左右。

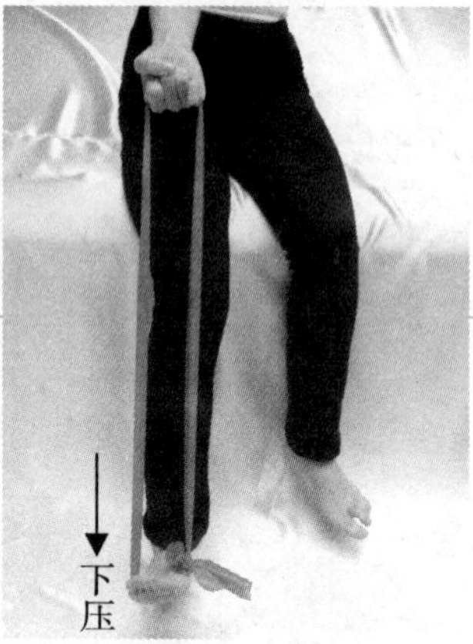

图 2-105 手腕及前臂的肌力训练(1)

6 手腕及前臂的肌力训练(2)

功效：手腕及前臂肌力综合性训练。

6

动作：手抓紧重物后，由手腕稍微前屈开始，缓慢地将手腕背屈(a)，维持5 ~ 6 秒钟，并重复10次。手肘开始时是采取弯曲90° 姿势，再逐渐将肘伸直来做。亦可由手腕背屈姿势开始，逐渐将手腕掌屈(b)或左右转动(c、d)。

a

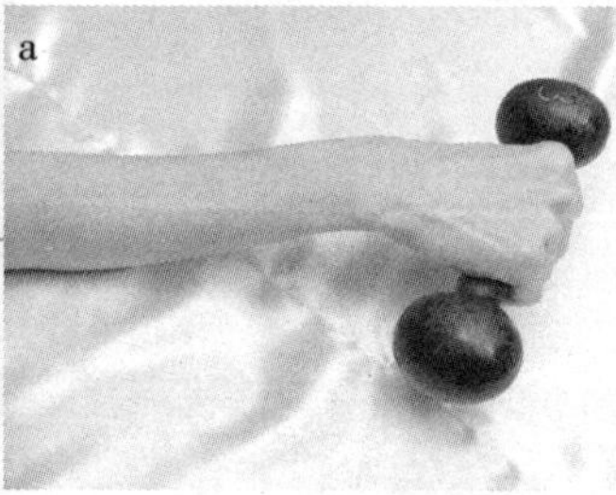

b

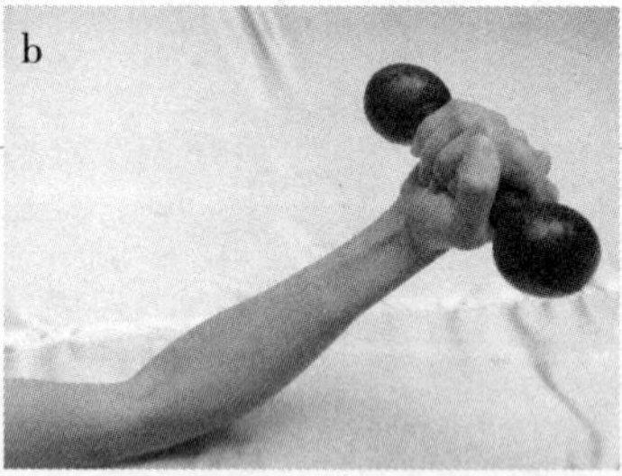

c

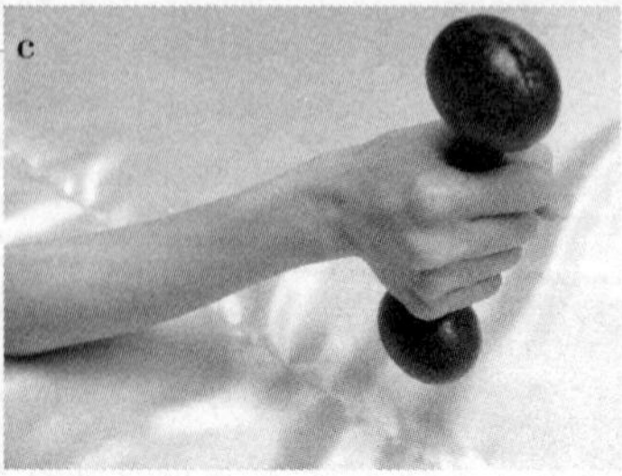

d

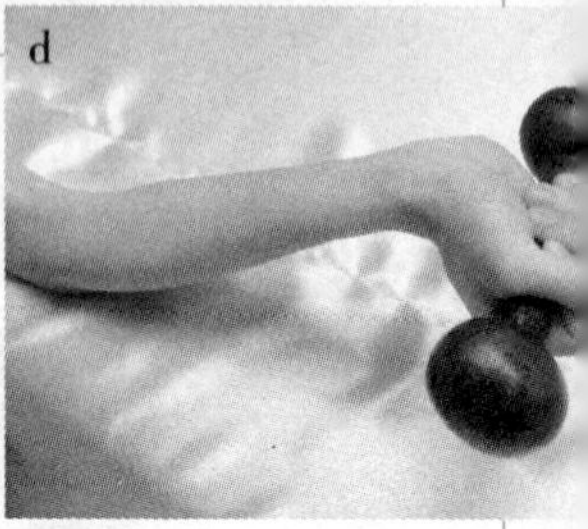

图 2-106 手腕及前臂的肌力训练(2)

7

7 前臂旋前及旋后肌力训练

功效：利用简单器材，训练前臂旋前及旋后的肌力。

动作：手肘及前臂置于桌面，手握训练器或保特瓶，做旋前及旋后的动作。

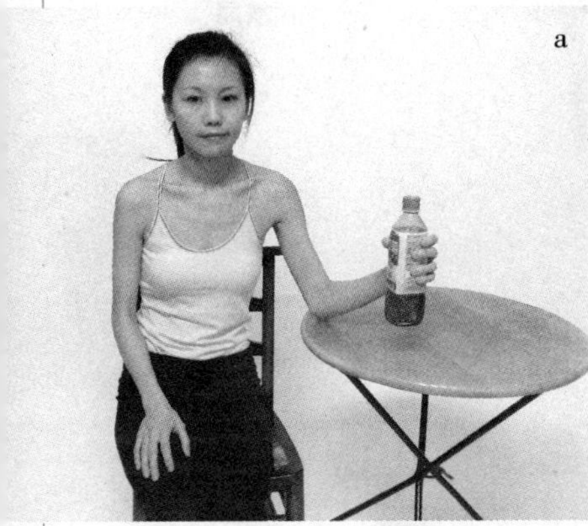

a

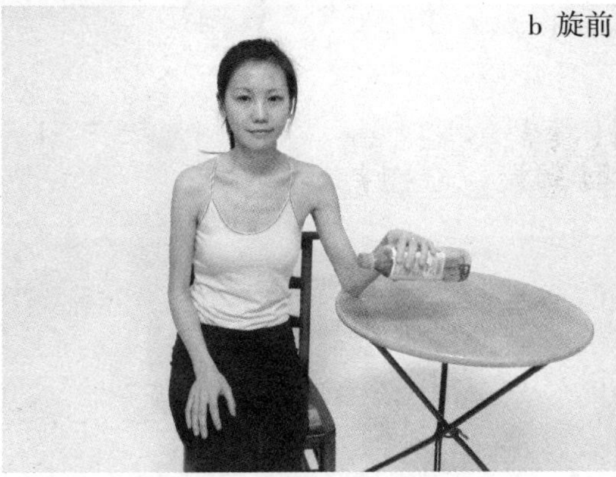

b 旋前

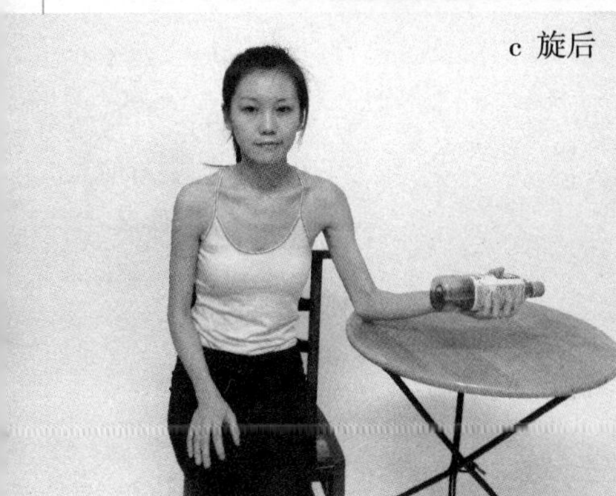

c 旋后

图 2–107 前臂旋前及旋后肌力训练

8 哑铃或保特瓶手肘运动

功效：可伸展及锻炼前臂肌肉。

肘部酸痛的

运动治疗

8

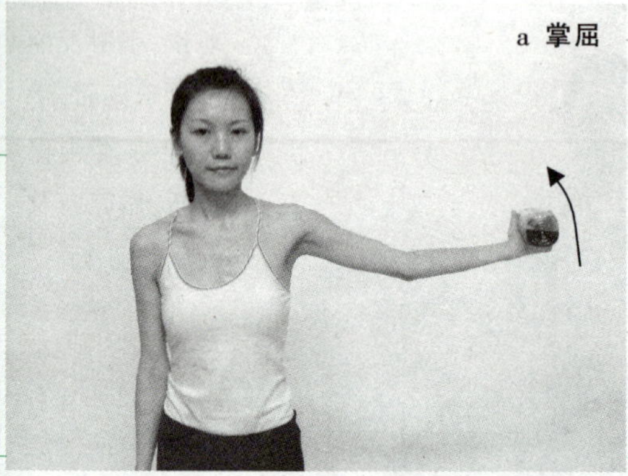

动作：单手抓住哑铃或保特瓶后，手肘伸直，手腕掌屈维持5～6秒钟，接着换为手腕背屈维持5～6秒钟，再放下。

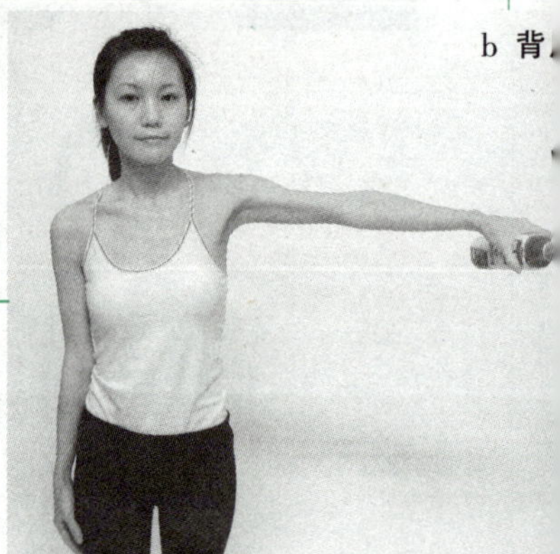

图 2-108 手肘运动

9 手臂伸张运动

功效：伸张手臂屈肌。

9

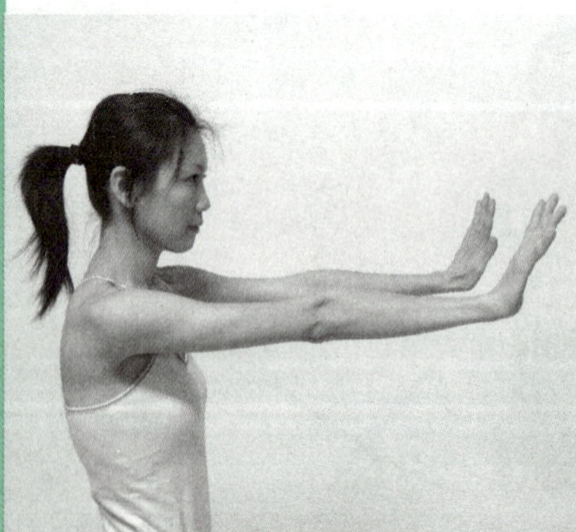

动作：双手交叉，手心朝前，手肘伸直往前伸展，维持 5 ～10 秒钟。

图 2-109 手臂伸张

肘部酸痛的

常用治疗穴道

1 曲池、手三里

功效：治疗手肘疾病。

以手指轻轻按压曲池、手三里、少海3穴，一次约5分钟（指间歇按压所花费的时间）。同时按压或各穴位分别按压均可。

1 **取穴**：手肘屈曲，肘外侧横纹头处，肌肉与骨间凹陷处，按之有酸楚感者为曲池穴。手三里则在曲池穴前下方两寸，肌肉间凹陷处。

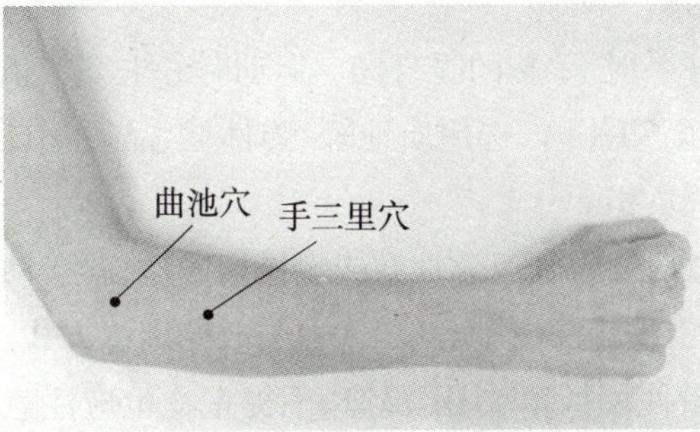

图 2–110 曲池、手三里

2 少海

功效：治疗手肘疾病。

2 **取穴**：肘内侧曲池穴的相对位置，屈肘时，位于肘横纹尺侧端与肱骨内上髁之间。

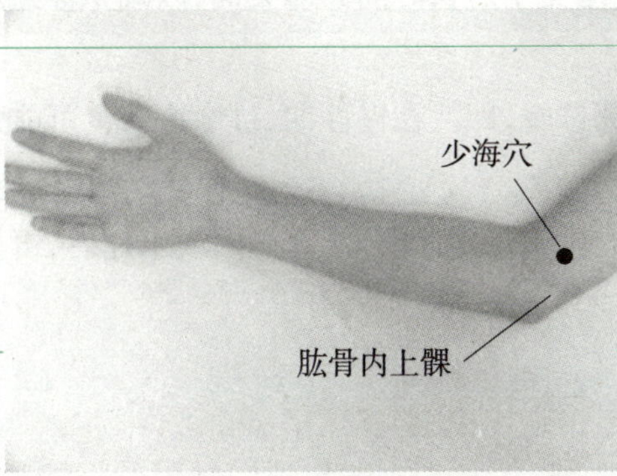

图 2–111 少海

预防肘部酸痛的保健方法

- 平时需注意工作或运动的姿势，勿长时间重复使用或过度运动，必要时佩戴手肘护具。注意修正握物的姿势，手腕可稍弯曲，以减少肘部受力。
- 打球之前，确实做好手肘、手腕的暖身操。运动时务求姿势正确，每次练习不宜超过1小时，选用质地轻、弹性佳、品质优良的球拍，以减少手臂负担。
- 牵张运动及肌力训练，通常在亚急性期或慢性期才做，若运动过度或负荷过重而引发疼痛，就应减少次数与改变训练方式。主妇买菜时，应尽量使用推车，少用提篮，手提重物也应注意手腕姿势，不可背屈（手腕往手背方向弯曲）；并使用较轻的厨具，及减少抱小孩的频率。
- 使用拖把拖地时，腿部略弯，以腰腿力量带动肩膀、手臂，而不是光用手臂的力量来拖动。
- 因工作引起肘痛时，应立即减少工作量，以免病情恶化。
- 在桌上工作时，应避免手肘长时间紧靠桌面，以减少神经压迫及机械性的摩擦。
- 急性期不适合局部按摩，即使在慢性期，过度按摩也可能造成发炎肿胀。
- 关节僵硬或挛缩的病患，最好配合局部热敷或水疗后，再做拉筋或牵张运动。

Note……

2-5

手腕及手指的酸痛

手腕、手指酸痛知多少？

人类的双手可说是融合力学与艺术的杰作，小小的一只手就包括了27块骨头（手腕与手指）、数十条的肌肉与肌腱，还有无数的韧带与细小的神经与血管。靠着这些骨头、肌肉、肌腱、韧带与神经的微妙组合，使得双手如同眼睛、耳朵一样，具有灵敏的触觉，可以感受外在环境的变化，例如冷与热、粗糙与细致、平滑与尖锐等；也可以像精密的机械一样，不仅能写字、打电脑、拿筷子、开钥匙、打棒球、打篮球，也可画脚、雕刻、弹钢琴，创造出艺术的杰作。此外，手也像嘴巴、脸部一样，可表达友善、轻蔑或愤怒；有时也像四肢一样，可拿拐杖支撑身体，还有其他种种的功能。

不过，也正因为如此，多数人常常都会忽略对手腕、手指的照顾，不是不正当的使用，就是使其过度劳损，例如抱小孩喂奶的姿势不正确，可能就会出现"妈妈手"；家庭主妇煮饭炒菜准备三餐，或维护居家环境清洁时，常常洗洗涮涮，长期累积下来，也可能会诱发手部肌腱炎；尤其是电脑族，喜欢跷拇指，用力敲打键盘，或是让手指及手腕长时间重复敲击键盘或用滑鼠，亦容易造成手腕、手指的肌腱腱鞘炎、腱鞘囊肿和韧带扭伤；就连小学生常玩的躲避球、老少咸宜的篮球，甚至是羽毛球、高尔夫球等，引起手指挫伤、手腕扭伤的情形，也比比皆是。

由于一旦引起肌肉、骨关节的疼痛，往往都伤害已深，而必须付出相当时日的耐心、毅力来进行矫治与复健，所以，即使是一个手腕或手指的小动作，都应该谨慎小心。

手腕、手指酸痛的临床实例

【实例1】

张太太(32岁),一个月前产下一个健康的男婴,正在享受当妈妈的乐趣时,突然在一周前感到左手腕肿胀、疼痛,几乎无法再抱小孩或做家事。

临床检查:发现其右手腕外侧(指大拇指那一边)有肿胀及压痛感,当大拇指用力或牵拉大拇指的肌腱时,会使疼痛加剧。

医师诊断

诊断为"妈妈手",即是一种拇指肌腱炎,嘱咐其少做手指抓握的动作,抱小孩也尽量使用手臂,少用手指,征得张太太同意后,医师在局部肌腱附近注射类固醇,且处方几天服用的口服消炎止痛剂,3～4天后疼痛完全消失,且不再复发。

【实例2】

王太太(45岁)因为年关将至,每天都忙着大扫除,但在洗洗涮涮一阵后,虽然家里焕然一新了,手指却开始觉得酸痛僵硬,尤其是早上起床的时候,不仅手部会有紧绷的感觉,右手的食指也常无法自然伸直,就连用左手扶着指头伸展,也有特别的弹响声。

临床检查:发现右手中指的掌指关节有明显压痛点及紧绷的肌腱上有硬块,且手指弯曲后会卡住,无法伸直,必须靠着另一手的帮忙,才可将其扳直。

超声波影像检查:手部X光片的检查正常,但超声波影像检查则发现肌腱肿胀,肌腱旁边还有纤维化的小硬块。

| 医师诊断 |

诊断为“右手中指扳机指”及“手指肌腱炎”后，即给予蜡疗、超声波及消炎药物，疼痛僵硬的症状在3周后明显改善。此外，也建议其避免手指再过度出力做事或提拉重物，且在睡前使用热水泡手，做简单的手指抓握运动，以免症状复发。

【实例 3】

陈小姐(35岁)有一对3岁的双胞胎，由于孩子有过敏体质，日常生活事事都必须注意，特别是环境清洁总要费心维护，因此，洗洗擦擦的事多得忙不过来。最近3个月来，常感觉双手麻麻胀胀的，尤其是睡到半夜时，常常因为手麻而醒过来，非得甩甩手才能使麻痛感消退些，就连骑摩托车，常也手麻得无法催动油门。

- 临床检查：发现掌侧第1～第4指触感变差，且敲击或弯曲手腕时，还会引起双手发麻。
- 神经传导检查：发现腕部的正中神经传导速度变慢。

| 医师诊断 |

经诊断为“腕隧道症候群”后，使用腕部副木保持适当的姿势，以减少神经压迫。在配合适度的休息、超声波与经皮神经电刺激治疗1个月后，手部的麻痛已有明显改善。

手腕、手指的构造与功能

骨头与关节

手腕是指桡骨与腕骨交接处往上3厘米至腕骨与掌骨交接处，包括桡骨、尺骨的末端与腕骨（如图2–112）。

图 2–112 手腕与手指的构造

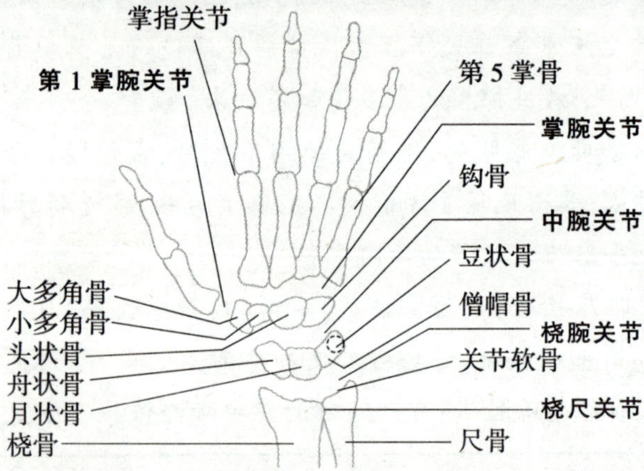

- 腕骨可说是前臂与手指之间的桥梁。腕骨共有8块，分为近端（靠近桡骨）及远端（靠近掌骨）两列，每列各4块。近端4块自外（桡骨侧或拇指侧）而内，分别是舟状骨、月状骨、僧帽骨及豆状骨（如图2–112）；远端4块分别为大多角骨、小多角骨、头状骨及钩骨（如图2–112）。这些骨头的命名与各个骨头的特殊外形有关。
- 手指共有19块骨头，其中拇指3块，其他各指为4块，分别称为掌骨，近端指骨、中间指骨及远端指骨。各指头之间均形成滑膜关节，统计有19个之多（如图2–112）。

- 主要的关节是桡腕(桡骨与腕骨)、中腕(近端与远端腕骨之间)及桡尺(桡骨与尺骨)关节。正常人腕关节的活动范围,为掌屈65°~80 ° 、背屈(往手背方向弯曲)55° ~70 ° 、尺侧偏移30° 、桡侧偏移15°(如图2–113)。

图 2–113 正常人腕关节的活动范围

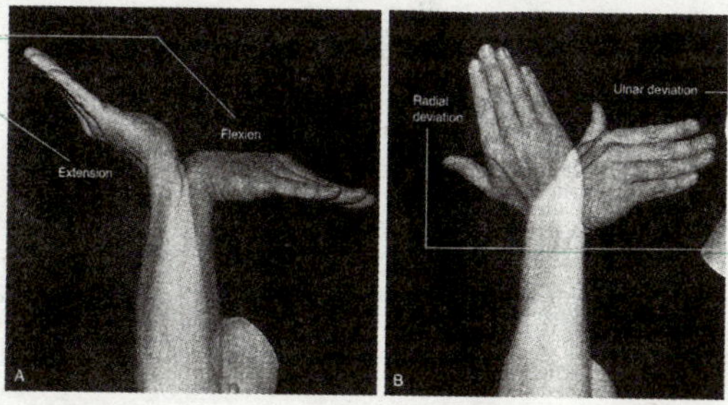

a 掌屈与背屈　　b 尺侧偏移与桡侧偏移

特别要提醒的是第一掌骨与腕骨形成的关节，此关节形状特殊,很像马鞍,其目的是使拇指可与其他手指相接触,以从事各种活动。所以,当此关节发生问题(例如退化)时,便会造成手指的疼痛,并影响手功能。此外,手腕尺骨与掌骨之间有特殊的纤维软骨,提供了腕关节活动的空间,但若受伤,也会引起手腕的疼痛。

韧带

韧带是位于骨头之间的带状构造，除了关节之间的韧带之外,各个腕骨之间也有许多强劲的韧带(如图2–114)。这些韧带具有维持手腕稳定性的功能,因此,当韧带受伤时,亦会引起疼痛,并可能造成局部关节的松动。

图 2-114 手腕的韧带

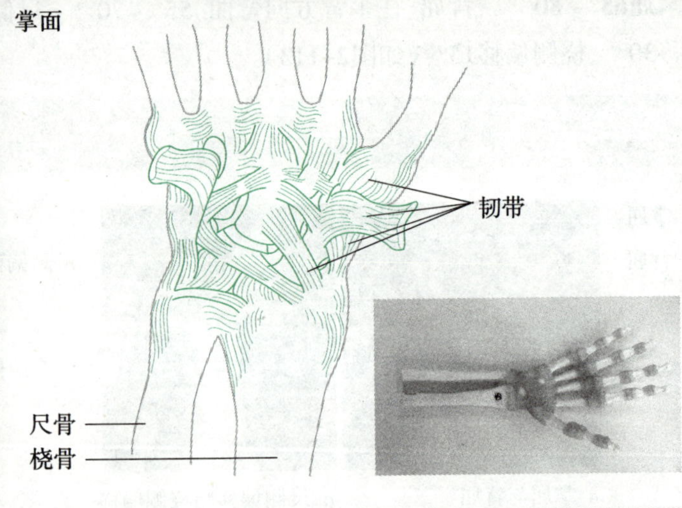

肌肉与肌腱

手腕与手指的肌肉可分为外源性与内源性两大类。

- 内源性:是指肌肉的起始点与终点,均位于手部。
- 外源性:指起始点位于手部以外的部位。

此外,依肌肉的功能可分为屈肌与伸肌。

- 屈肌:起始点通常位于肘关节的内侧(与小指同侧),其肌肉延伸至前臂末端,即演变成细长的肌腱,再通过手腕,到达手掌或手指。
- 伸肌:起始点位于肘关节外侧(与拇指同侧),其肌肉亦在前臂演变成肌腱,通过手腕背面而达各手指(如图2-115)。

通过手腕与手指的肌腱，为了减少摩擦，其外面常有鞘膜围绕着。此外，手指的屈肌肌腱，在掌指关节与远端指间关节之间，部分腱鞘会变厚，而与邻近骨头形成类似隧道或滑车的构造（如图2–116），其目的是提供肌腱营养，并使肌腱得以在稳定的状态中活动。

图 2–115 手腕的肌腱（伸肌）

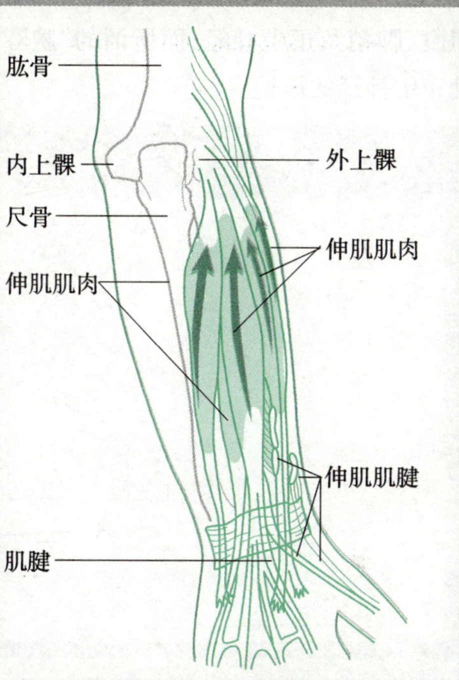

图 2–116 手指屈肌肌腱的滑车构造

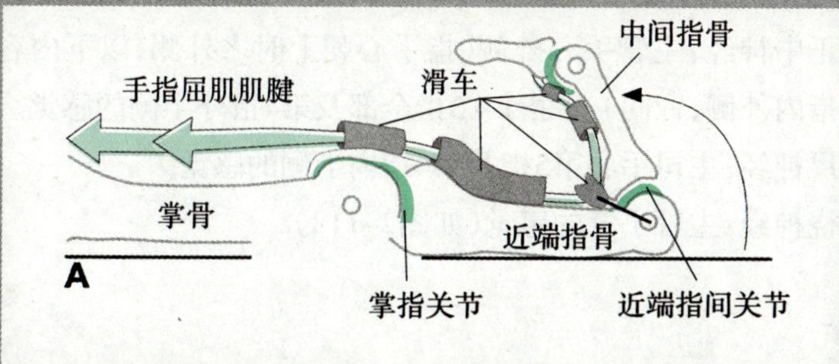

值得一提的是，手腕掌侧由下方及两侧的腕骨形成底部，再与上方的横腕韧带形成“腕隧道”（如图2–117）。其内有9条屈肌肌腱、腱鞘及正中神经，而所谓的“腕隧道症候群”，即是指手腕处正中神经的压迫。

图 2–117 腕隧道的构造

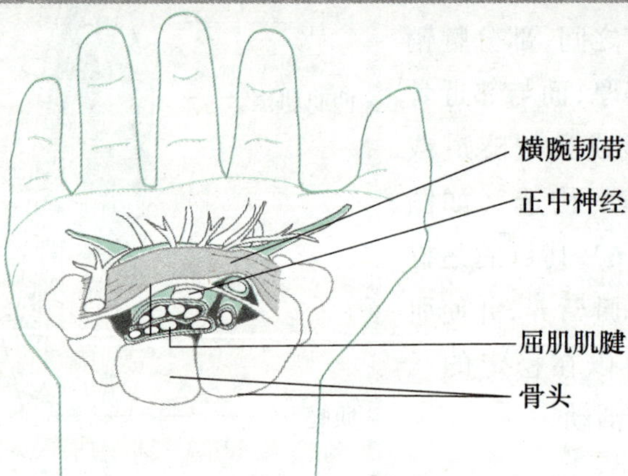

神经支配

手部与手腕的感觉功能，主要是正中神经、尺神经及桡神经负责。

- 正中神经：主管手心外侧（指手心朝上时之外侧，以下内容所指内外侧，皆同）、手指1～3指全部及第4指外半侧的感觉。
- 尺神经：主司手心第5指及第4指内半侧的感觉。
- 桡神经：主管手背的感觉（如图2–118）。

图 2-118 感觉神经的分布

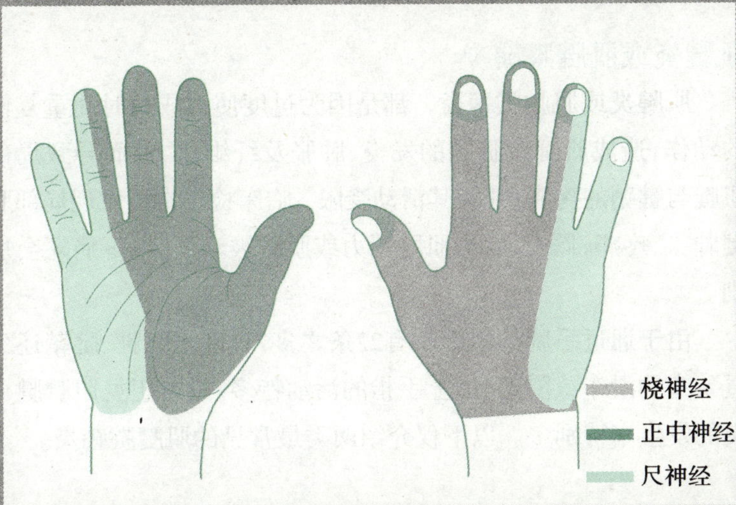

此外，桡神经亦掌管手指伸直及手腕背屈的动作，而正中神经及尺神经则掌管手指的屈曲、外展及内收等动作。因此临床上，由感觉功能的缺失与肌肉无力、萎缩的范围，即可推断神经损伤的部位。

手腕、手指酸痛的常见病症

肌腱炎或肌腱腱鞘炎

肌腱炎或肌腱腱鞘炎，都是因为过度使力或长时间重复性的动作，造成肌腱或腱鞘的发炎、肿胀及纤维化，进而导致局部肌腱与腱鞘的疼痛，并使其活动受限。临床检查常可发现局部肌腱肿胀、疼痛、僵硬，且当肌腱用力或肌腱被牵张时，疼痛还会加剧。

由于通过手腕的肌腱就有22条之多，且许多肌腱、腱鞘还穿过狭窄的滑车或隧道，加上手指的活动特多，故可想见肌腱腱鞘炎的发生率特别多。以下仅介绍两类最常见的肌腱腱鞘炎。

妈妈手

主要是手腕背侧附近的拇指伸肌与外展肌肌腱在手腕桡骨末端隆起处的肌腱腱鞘炎（如图2-119），系由de Quervain首先发现，故在学术上即以其名命名此病。由于常发生于30～50岁的女性，且与妇女怀孕或抱小孩有关，因此俗称为“妈妈手”。

图 2-119 大拇指肌腱炎

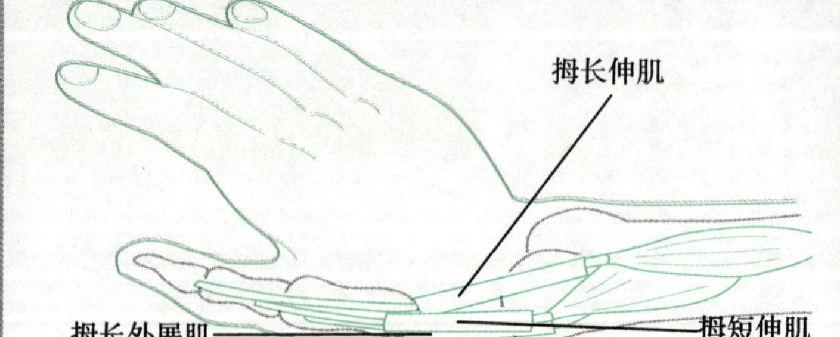

可能病因 ▶大拇指经常重复做拿捏动作的人，例如产妇以手挤母奶、选举时候选人握手太频繁、冰淇淋店老板舀太多冰淇淋等，均有可能罹患此症。电脑族如果打字方式不佳（例如跷拇指或用力敲空白键），也容易发生此种肌腱腱鞘炎。

临床症状 ▶患者在移动大拇指或做手腕扭曲的动作（如拧毛巾、拉拉链）时，手腕背侧偏大拇指处会感到疼痛。

诊断检查 ▶可见手腕桡侧肌腱肿胀及压痛，将大拇指用力伸直、外展或牵张此肌腱（大拇指屈曲、握拳，且把手腕向尺骨侧偏移，如图2-120），还会诱发疼痛。

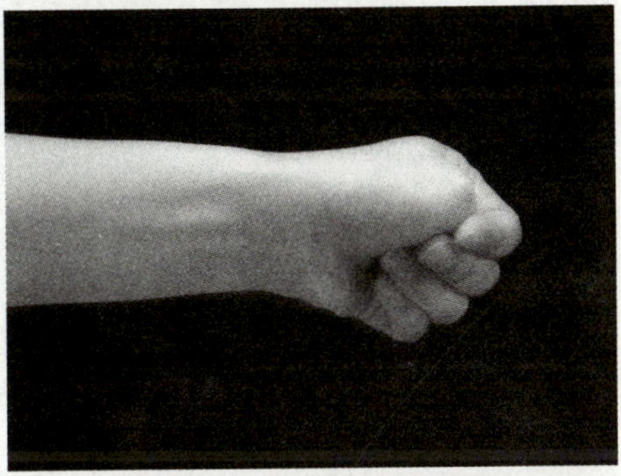

图 2-120 牵张拇指伸肌及外展肌

治疗方式 ▶第一步是避免手腕与手指过度的活动，也可以使用贴扎或副木保护肌腱（如图2-121）。其次是局部可使用按摩、热敷、超声波、电刺激或低能量激光治疗。必要时使用局部类固醇注射，极少数患者甚至需要手术治疗。

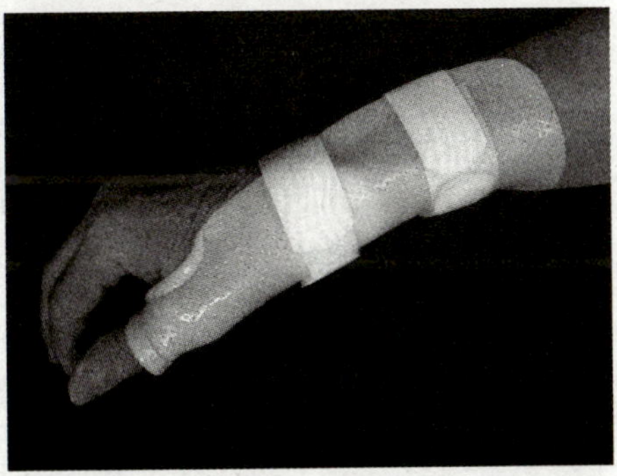

图 2-121 适合妈妈手的副木

酸痛TIPS 妈妈手的日常照护

很多刚生产后的妈妈，为了照顾小宝宝，常常会有手腕肌腱发炎的现象，一动就痛得锥心刺骨而无法出力，即俗称的“妈妈手”。这主要是照顾小孩的过程，长时间过度使用拇指张合出力，因而引起拇指肌腱的发炎。对妈妈手的日常照护，有下列几个方法：

- 抱孩子的手势非常重要，要避免过度弯曲手腕及张开虎口出力；以手托住宝宝的屁股或大腿时，应尽量将受力平均分散，也可使用靠垫协助摆位。
- 如果可以话，尽量少抱宝宝，若宝宝还不能自己在地上玩，则可以利用背带，以减轻手部的负担。
- 尽量减少靠手指出力的工作，例如搓洗衣物、洗碗、拧手巾、扫地擦地等动作，应多利用洗衣机、洗碗机、吸尘器，以降低手部的负荷。

扳机指（亦称为“狭窄性腱鞘炎”）

主要是手掌靠近掌骨头处的屈指肌腱和其腱鞘发炎所引起，也是手部很常见的一种肌腱腱鞘炎，手指屈肌肌腱发炎后，会逐渐纤维化，且在肌腱上形成一个小结节（豆状的突起硬块），使得肌腱的活动变得不顺畅。当手指屈曲时，会卡在前述的滑车构造（位于掌指关节之掌面）上（如图2-122），使得手指无法伸直，必须用另外一手帮忙才能拉直。由于手指是在弯曲时卡住，就像是扣扳机一般，故俗称“扳机指”。

可能病因 ▶发生的原因通常是由于手部长时间抓握，导致肌腱摩擦过度、受力太大所致。其他可能的原因还包括类风湿性关节炎、糖尿病、甲状腺机能不足及病原菌感染等。

图 2-122 扳机指

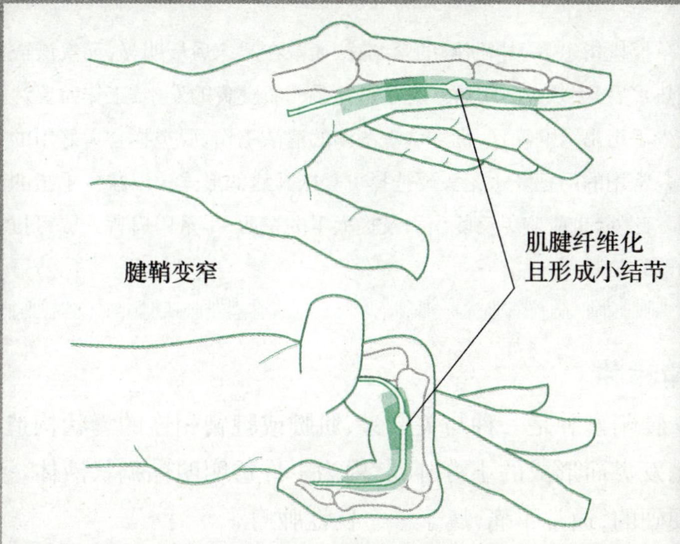

临床症状 ▶主要是手心掌指关节附近的疼痛，有时疼痛会自手掌延伸至手指末端。当患者手指屈曲或被动伸直时，疼痛会更明显；当按压患处时，亦会感到疼痛。若把患者的手指用力拉直时，会有沙沙声；当通过卡住肌腱的滑车部位时，还会有“啪”一声的感觉。手指卡住的症状，初期以早上醒来时较常见，逐渐地白天也会发生，久而久之，肌腱就会变得弯曲而无法伸直了。

影响部位 ▶以拇指、中指及无名指较常见，女性比男性多。

治疗方式 ▶可减少手部的抓握，再进行局部按摩、热敷或泡热水、轻微的手指运动及口服消炎止痛剂。晚上睡觉时亦可使用副木，帮助患处手指保持伸直，以避免患者手指疼痛或屈曲变形。此外，局部类固醇注射患处腱鞘（不是注射肌腱）的效果也不错。不过，当上述方法均无效时，则须考虑以手术方法打开腱鞘或滑车构造，使肌腱得以活动自如。

酸痛TIPS 如何避免扳机指的发生?

扳机指患者手指肌腱的紧绷感,通常在起床后最明显,而洗澡或泡完热水后,症状较为缓解。为了避免手部肌腱炎的发生,工作时要注意减少手指出力的动作,例如洗洗涮涮的清洁工作,要选择省力好用的工具;常用的门把及水龙头要选择可轻松开启的形式,以减少手指的负担。此外,也应避免反复出力及提太重的东西,尽量用肩背式或可拉动的购物工具。

腱鞘囊肿

腱鞘囊肿是一种与关节囊、肌腱或腱鞘相连的囊状构造,因腱鞘发炎而形成的小囊肿,其内为少许透明明黏稠状液体,摸起来硬硬的,通常不痛,属于一个良性肿瘤。

可能病因 ▶在所有的手部肿瘤中,腱鞘囊肿就占了50%~75%之多,不过,其成因至今仍不十分清楚。有人认为与外伤有关,但实际上患者过去有外伤的只占10%;亦有人认为与过去微小损伤的累积有关。当大大小小的外伤造成关节囊与腱鞘的过度牵张,使得关节液或腱鞘液挤到皮下组织,就形成腱鞘囊肿。

影响部位 ▶此症以20~40岁的女性居多,其部位包括手腕背部(占60%~70%)、手腕掌面(占20%)、手心的肌腱(占10%)及手背等。

临床症状 ▶患者会自觉手腕或手部有一肿块,其大小变来变去,但按压此肿块却不会疼痛;至于摸起来则可软可硬,端视其内容物含量多寡而定。当囊肿压迫到附近的神经(正中或尺神经)时,还会造成局部的麻痛与无力。

诊断检查 ▶透过超声波检查，可发现含有液体的囊状构造（如图2–123），也可排除血管瘤、巨细胞瘤或其他肿瘤的可能性。

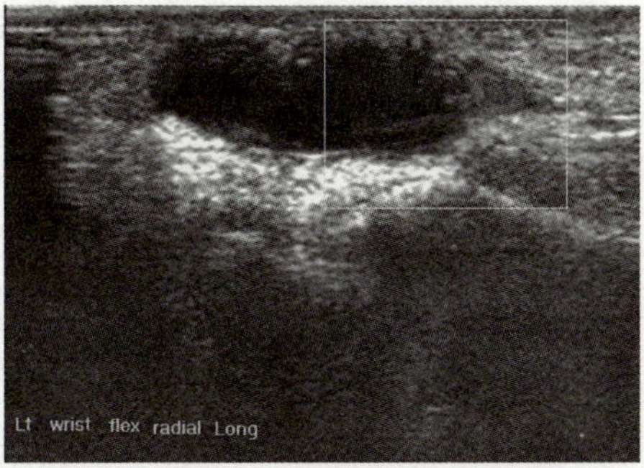

图 2–123 腱鞘囊肿的超声波影像

治疗方式 ▶患者最好能配合改变工作的习惯，使患处可以得到适当的休息。通常在经过休息或药物治疗后，手部囊肿就会变小。但是若无效果或囊肿会疼痛，甚至更加肿大时，医师则会建议抽取囊肿的液体，并施予局部类固醇注射。当囊肿一再复发或有恶性肿瘤的顾虑时，则建议手术切除。

腕隧道症候群

腕隧道的构造已于前面提及。当任何原因造成腕隧道压力增加，且有正中神经压迫时，就称为"腕隧道症候群"。

可能病因 ▶会造成腕隧道压力增加的原因，基本上有两大类：一是腕隧道的容量变小，如骨折、关节炎等；二是腕隧道的内容物增加，如屈肌腱鞘炎、肿瘤等。其他与腕隧道症候群相关的因素，还包括糖尿病、尿毒症、甲状腺疾病、怀孕、痛风、类风湿性关节炎、音乐家、作业工人、常打电脑者、病原菌感染等。近几年的研究亦发现，此症也是最常见的职业病之一。

临床症状 ▶主要是手掌及手指会出现麻木、烧灼感或针刺感。手麻的症状通常会出现在睡觉中，使患者因手指麻痛而无法安眠；或白天工作、开车、骑摩托车时，常需甩手来去除麻痛感。当患者从事过多手腕掌屈或背屈的活动后，症状还会加重，例如罹患此症的机车族，加油门的动作也会让症状变得更严重。有时麻痛还会向上延伸到前臂处，手指的感觉会变得不灵敏，大拇指的肌肉力量也会减退，导致患者有时连拿东西也会不由自主的滑掉。此外，患者还会有手部肿胀感，甚至要摩擦手部或将手浸到热水里才会舒服。

影响部位 ▶以手掌及第1～第3指及第4指外半侧（靠拇指一侧）指腹（如图2–118）最常见，但也可能局限于某一手指掌侧或分布于整个手掌。有些患者（38%）的疼痛，还会延伸至前臂或上臂。

诊断检查 ▶可发现手掌正中神经的感觉区（掌面第1～第3指全部及第4指的外半部，如图2–118）反应较迟钝（即针刺不会感觉疼痛），且敲击手腕掌侧亦会有麻痛感延伸至手指末梢（如图2–124）。此外，手腕屈曲维持1分钟以上时，亦会引起手指的麻痛（如图2–125）。严重的患者，甚至可发现手掌近拇指处的肌肉会萎缩、无力（如图2–126）。

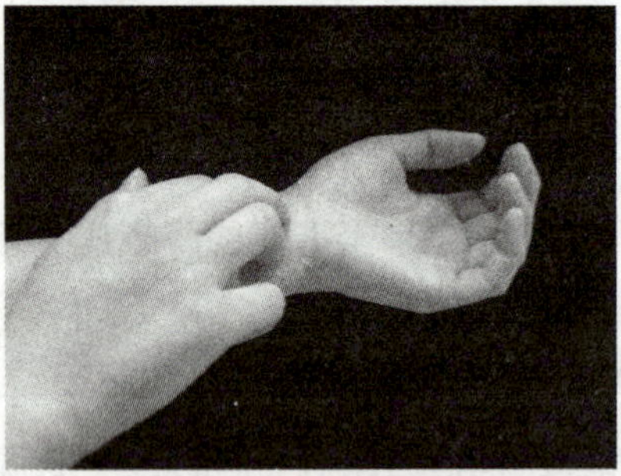

图 2–124 敲击手腕的正中神经，会造成手指末梢的麻痛感（Tinel测试）

除了上述的病史及临床检查外，最重要的是需要神经传导检查来确定诊断，由此检查可发现正中神经通过腕隧道的速度变慢。另外，超声波检查除可发现压迫处近端的神经肿大之外，亦可帮助了解隧道的情况，例如是否有肿瘤压迫神经的现象。

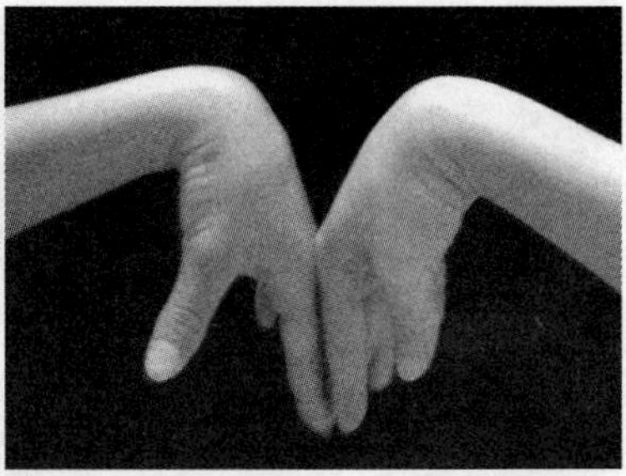

图 2–125 手腕屈曲诱发正中神经压迫症状（Phalen 测试）

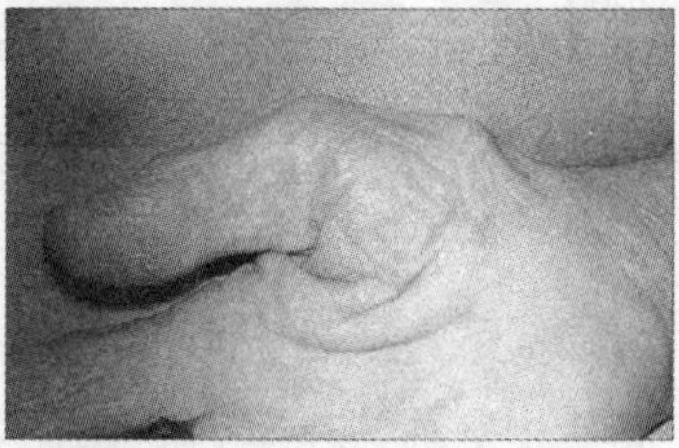

图 2–126 正中神经压迫造成拇指肌肉萎缩

治疗方式 ▶首先要了解可能的致病因素，并谋求改善方法，例如减少打电脑时间、减少需手部操作的工作等。其次是白天及晚上均可使用腕部副木（如图2–127），将手腕维持水平或稍上抬的位置，以减轻正中神经的压迫。

复健治疗则包括热敷、水疗、蜡疗、经皮电刺激、激光及超声波治疗等；药物包括止痛剂及维生素B群等。针对手指肌腱腱鞘炎压迫正中神经的患者，亦可使用局部类固醇注射腱鞘，但须注意不可打到神经。至于症状较严重、肌肉开始萎缩的患者，则应考虑手术治疗，尤其近年来内视镜手术的进步，手腕的伤口、伤疤已愈来愈小了。

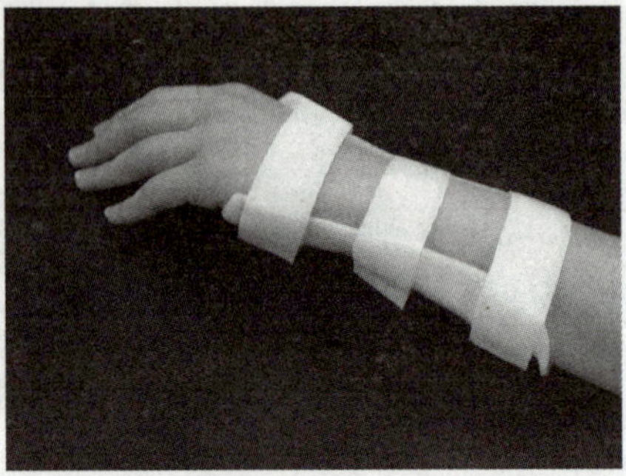

图 2-127 适合腕隧道症候群的副木

酸痛TIPS 孕期水肿可能造成正中神经的压迫

怀孕时，由于黄体素的影响，会使身体水肿及双脚浮肿，也可能造成手腕神经被肿胀的组织压迫，而有手麻等腕隧道症候群的症状。尤其是怀孕后期，若有手麻肿胀现象时，应避免手腕用力。可做轻微的握拳抓放运动，以改善血液循环，减少手腕水肿；也可在晚上使用手腕副木，以减轻正中神经的压迫。

通常产后随水肿的消失，手麻现象也会自然缓解。而怀孕期间则可多吃有利尿消肿功效的食物，例如红豆汤、冬瓜汤，并配合高纤的食物来预防便秘。此外，还要避免吃过咸的食物，例如腌渍物、蜜饯、洋芋片、酱油等，以防止水分滞留体内。

酸痛TIPS 错误的动作常造成腕隧道症候群

腕隧道症候群的主要症状是手掌及手指的麻痛肿胀及感觉变钝，以中年女性居多。尤其是手部需要经常反复动作者，例如炒菜、清洁打扫的工作或手腕需用力的状况，例如抱小孩、提重物或照顾不能翻身的病人等。

电脑族如果喜欢单指打字，把其他手指翘起（如图2–128）；习惯把手肘靠在书桌或靠椅上或边打字边用肩膀夹住电话；弯腰驼背或腰背无适当支撑（如图2–129）；习惯一口气打完资料，中间不休息等，也均容易引起肌肉、骨关节疼痛，造成神经的压迫。

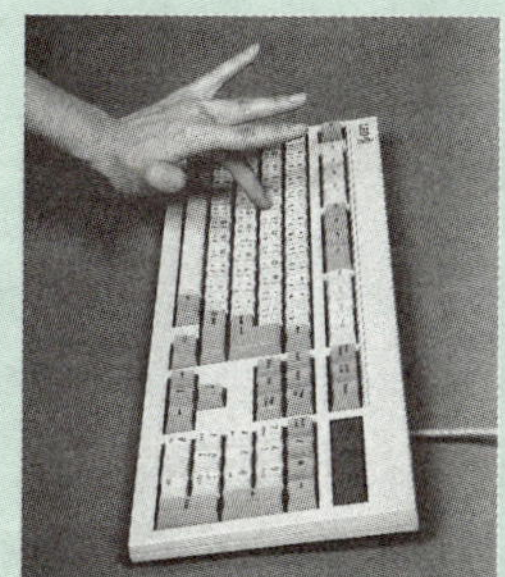

图 2–128 错误的跷指动作

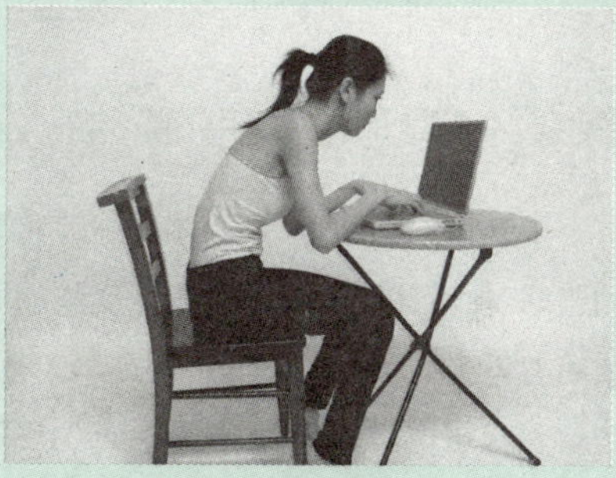

图 2–129 不良的坐姿

韧带扭伤

可能病因 ▶韧带是连接骨头与骨头之间的强韧带状构造。人类的腕骨共有8块小骨头，加上承接的尺骨、桡骨及掌骨，就可想像其间韧带的错综复杂。当指、手腕外伤或手腕不当的用力、长时间重复动作，都可能会造成伤害。

临床症状 ▶主要是局部疼痛，且按压患处时，会使疼痛加剧；若将韧带用力牵张时，也会产生疼痛。

诊断检查 ▶X光或超声波检查通常均属正常。

治疗方式 ▶包括休息、使用副木、超声波、低能量雷射及药物治疗等。

酸痛TIPS 避免手腕的扭伤伤害

手腕扭伤在羽毛球、高尔夫球等需要手持球具的运动很常见，其他如铅球、保龄球等运动也不少。受伤的原因跟技术不纯熟、姿势不正确或用力不当有关。

手腕扭伤时，转动手腕即会产生疼痛，例如拧干毛巾时；此外，拿较重的东西或击球的瞬间，也会有酸痛无力感。临床检查可发现手腕有明显的压痛点。

除了局部冷热敷、电刺激、超声波以外，针灸及整骨推拿（过了急性期后）的效果也很好。在回复运动前，宜戴上护腕以保护关节；运动前可作适当的关节活动，以活络关节；运动时则须注意维持正确的姿势，以避免运动伤害。

骨性关节炎（或退化性关节炎）

骨性关节炎主要是关节软骨因种种原因而发生磨损、破坏，并促成骨头本身的修补、硬化与增生（如图2-130），其中骨头增生成尖刺状，即俗称的“骨刺”。

图 2-130 骨性关节炎

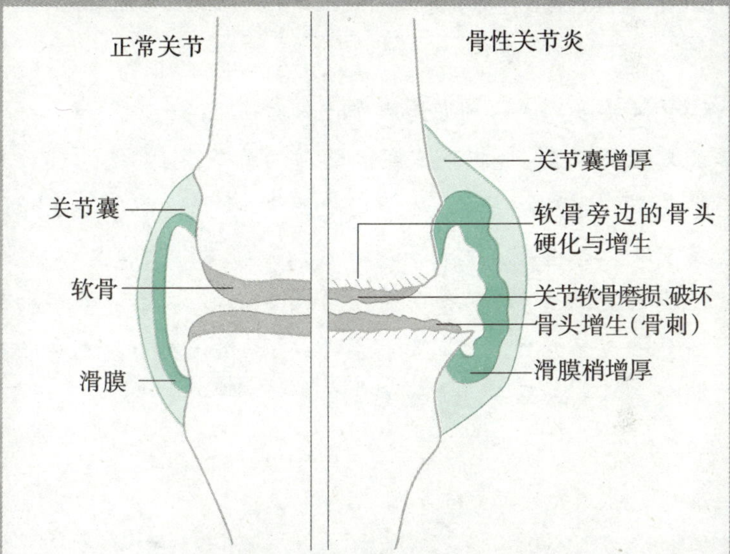

可能病因 ▶手部的骨性关节炎常发生于50岁以上的女性，当一个人年龄增长后，软骨内的水分及关节液中的玻尿酸含量均会变少，而软骨的成分也会发生改变，所以“老化”是发生骨性关节炎的一个重要原因。其他可能致病的因素，还包括遗传、肥胖、外伤、职业伤害、其他关节炎（例如痛风、类风湿性关节炎等）及软骨代谢异常等。

影响部位 ▶最常侵犯的关节是拇指靠近手腕的关节（即第一掌腕关节，如图2-131）、手指的远端及近端指间关节（如图2-132）。

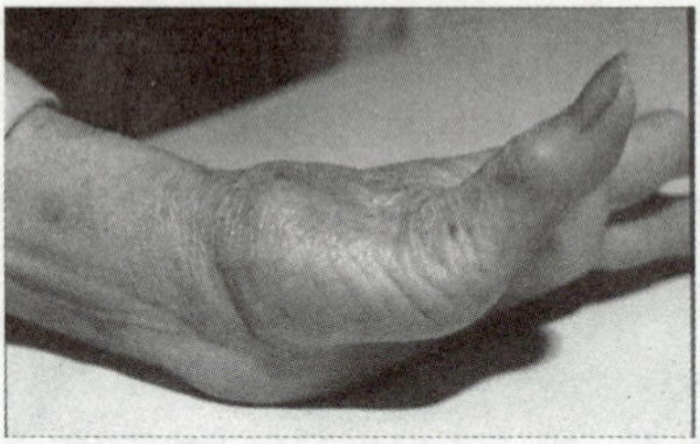

图 2–131 第一掌腕骨性关节炎

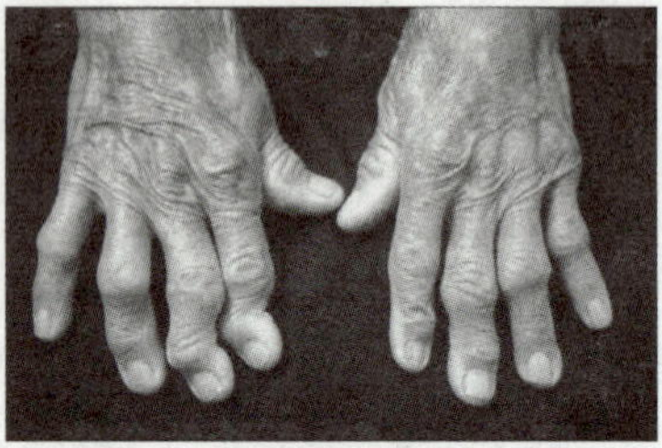

图 2–132 手指的骨性关节炎

注 骨性关节炎通常可分为原发性与次发性两大类：

- 原发性关节炎：是指没有明显病因的关节炎，常见的部位为膝关节、腰脊椎、颈椎、第一足趾关节、手指远端及近端指间关节及大拇指基底关节等。
- 次发性关节炎：则指有明确原因的关节炎，如膝前十字韧带断裂造成早发性的膝盖骨性关节炎，类风湿关节炎患者长期的髋关节炎后演变成骨性关节炎。

临床症状 ▶拇指的掌腕关节处出现肿胀与疼痛，且往往会影响到手指的抓握功能；至于指间关节，则通常只在发炎时才会疼痛。

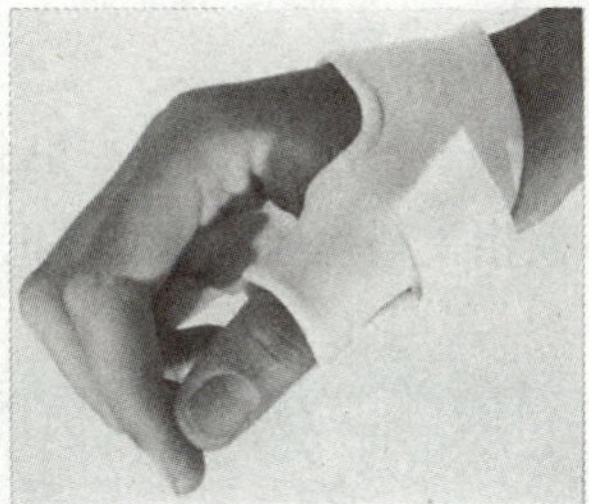

图 2–133 适合第一掌腕骨性关节炎的副木

诊断检查 ▶临床检查可发现上述的关节有肿胀及压痛感，也常可摸到硬硬的骨刺。

治疗方式 ▶首先要尽量减少手部的活动或搬重物；对于急性关节炎的患者，还可考虑局部类固醇注射。此外，针对拇指掌腕关节炎，亦可考虑使用副木（如图2–133）；而顽性的个案，更可施行手术治疗（固定第一掌指关节）。

酸痛TIPS 令人疼痛不已的骨性关节炎

骨性关节炎的主要症状是疼痛，不仅关节活动时会痛，就连关节太久不动时，也会产生症状。例如膝关节的骨性关节炎患者，上下楼梯或做蹲、跪等动作时，都会产生疼痛，而患者坐太久或站太久时，膝盖也会不舒服。此外，颈椎的骨性关节炎也常会造成颈椎神经根的压迫，引起颈痛及手臂麻痛；而腰椎的骨性关节炎，则可造成坐骨神经痛或腰椎狭窄症。

其他症状

手腕及手部偶尔也会有骨折或肿瘤等疾病，这些情况宜请教相关科医师，以获得正确的诊断与治疗。

酸痛TIPS 手指为什么“吃葡萄干”?

俗称“吃葡萄干”的手指挫伤，常发生在球类运动时，例如小学生常打的躲避球及老小咸宜的篮球。这是因为手部突然接球时，因为冲撞力过大而使手部瞬间承受太大的力量，造成手指头的关节、韧带挫伤或肌腱受伤，使手指变得肿胀疼痛。如果碰撞后手指肿大且伸不直，很可能是肌腱断裂；若手指肿大且变形很厉害时，则可能合并骨折，应尽速就医。

急性期可使用冰敷、电刺激消肿止痛，并使用压舌板或其他副木固定受伤的部位。后续治疗则可配合蜡疗、超声波、推拿按摩的手法，促进局部循环。要注意的是，受伤期间绝不可再打球；回复运动时，最好能以弹绷或其他护具固定，以保护关节。

手腕、手指酸痛的运动治疗

肌腱炎或肌腱腱鞘炎

1 妈妈手的牵张运动

功效：妈妈手的牵张运动。

动作：手握拳，另一手用力将大拇指往小指方向压过去，维持约10秒钟。

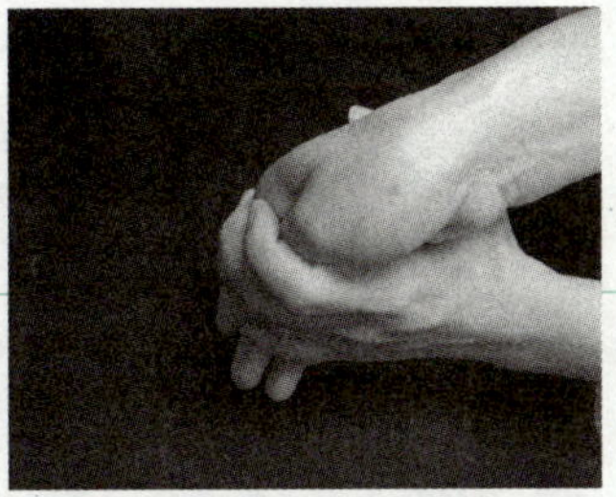

图 2–134 妈妈手的牵张运动

2 屈肌肌腱炎的牵张运动

功效：屈肌肌腱炎的牵张运动。

动作：一手固定手掌，一手将手指往背侧牵张，维持10秒钟。

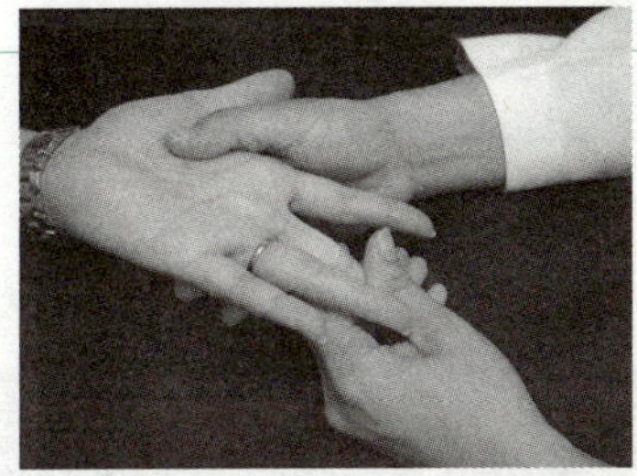

图 2–135 屈肌肌腱炎的牵张运动

3 手指的肌力训练

功效：训练手指的肌力。

动作：手握紧训练球，维持5～6秒钟。

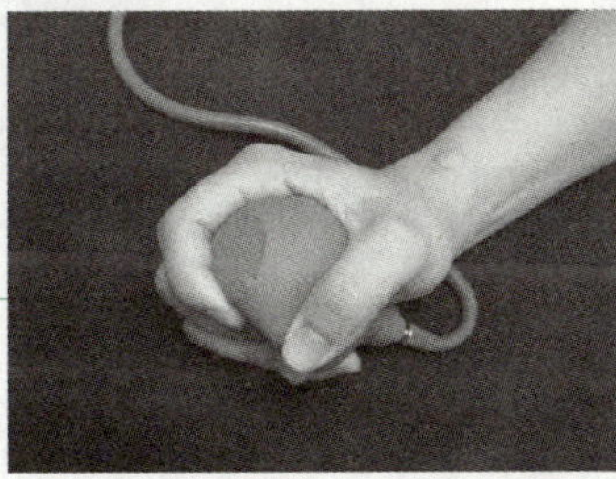

图 2–136 手指的肌力训练

4 摩擦式按摩

功效：消除屈肌肌腱的粘黏。

动作：一手固定手指，一手大拇指在手指患处左右搓摩，搓摩的方向与手指的长径呈垂直。

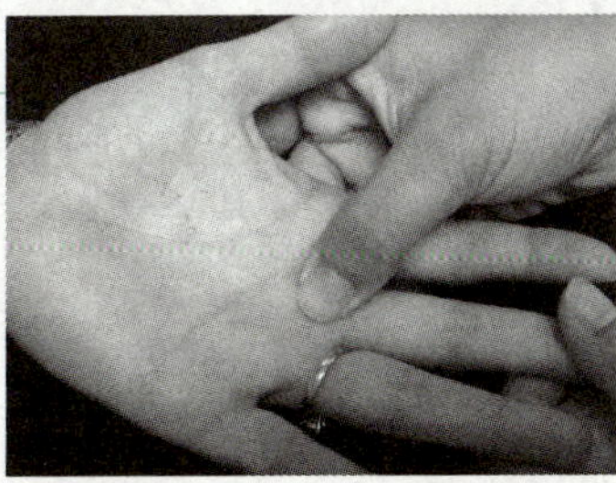

图 2–137 摩擦式按摩

手腕、手指酸痛的运动治疗

腕隧道症候群

(正中神经滑动运动)

1 手指与拇指弯曲

功效:正中神经的伸展运动。

1

动作:手腕处正中位置，手指与拇指弯曲,轻握拳。

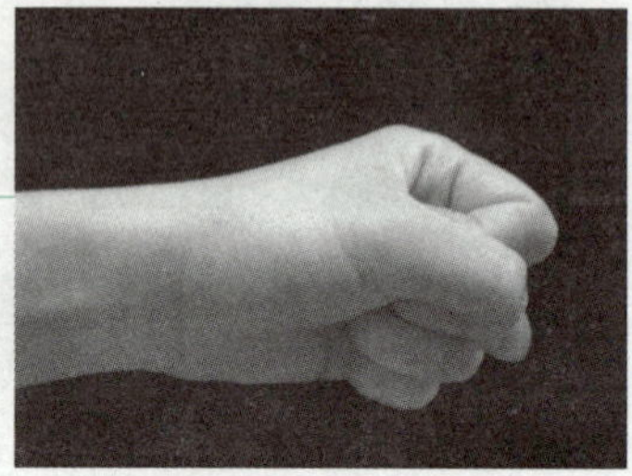

图 2–138 手指与拇指弯曲

2 手指与拇指伸直

功效:正中神经的伸展运动。

2

动作:手腕处正中位置,手指与拇指伸直。

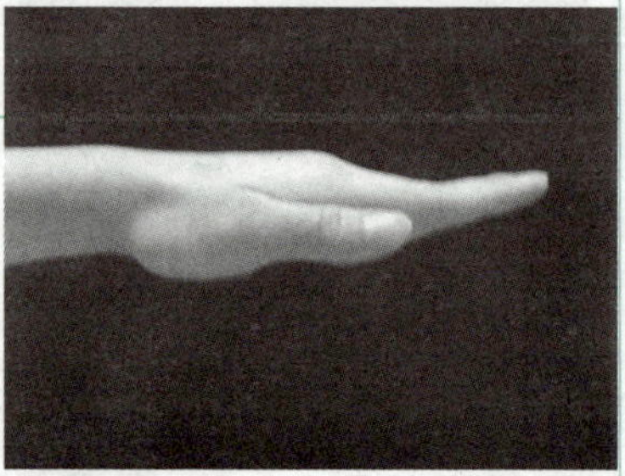

图 2–139 手指与拇指伸直

【注意事项】

手术或长时间的压迫，都可能会导致正中神经与周边的肌腱、韧带沾黏。为了增进正中神经的灵活度,建议患者每日需做“正中神经滑动运动”3~5 回,每回做 10 次。

3

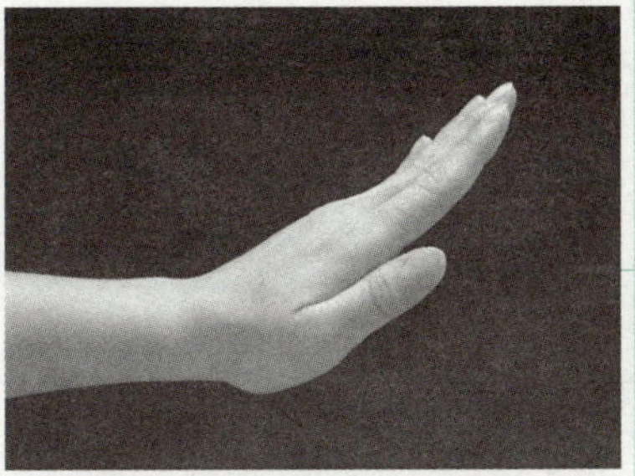

动作:拇指处正中位置,且手腕与手指往手背方向抬起(背屈)。

图 2-140
手腕与手指背屈

4

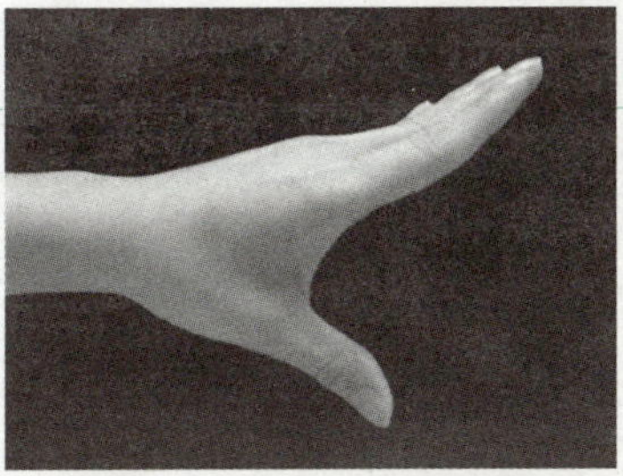

动作:手腕、手指及拇指皆伸直。

图 2-141
手指与拇指垂直

5

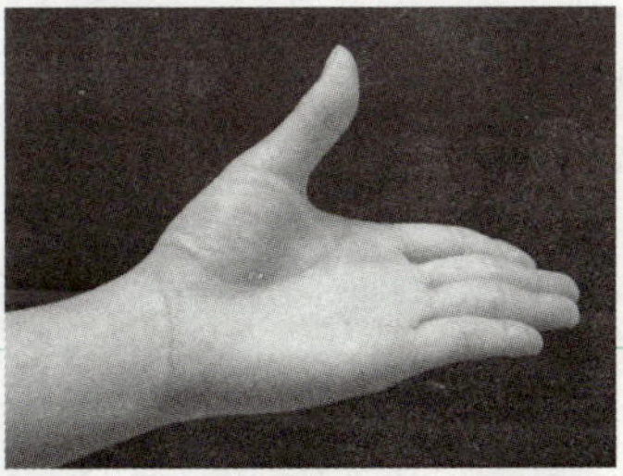

动作:与动作4的动作相同,但手掌朝上。

图 2-142 手掌朝上

6

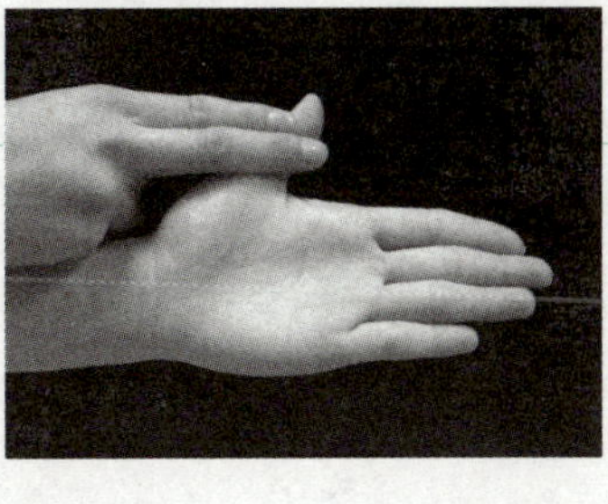

动作:与动作5的动作相同,但用另一手牵张拇指。

图 2-143 牵张拇指

3 手腕与手指背屈

功效:正中神经的伸展运动。

4 手指与拇指垂直

功效:正中神经的伸展运动。

手腕、手指酸痛的运动治疗

腕隧道症候群

(正中神经滑动运动)

5 手掌朝上

功效:正中神经的伸展运动。

6 牵张拇指

功效:正中神经的伸展运动。

手腕、手指酸痛的运动治疗

前臂及腕指伸展运动

1 屈肌伸展运动

功效：牵张手指、手腕屈肌。

1

动作：一手置于另一手掌侧，将手指用力背屈至紧绷为止，持续约10秒钟，亦可双手十指交叉，伸直牵拉手指、手腕及手肘。

注 手心朝上、朝下均可。

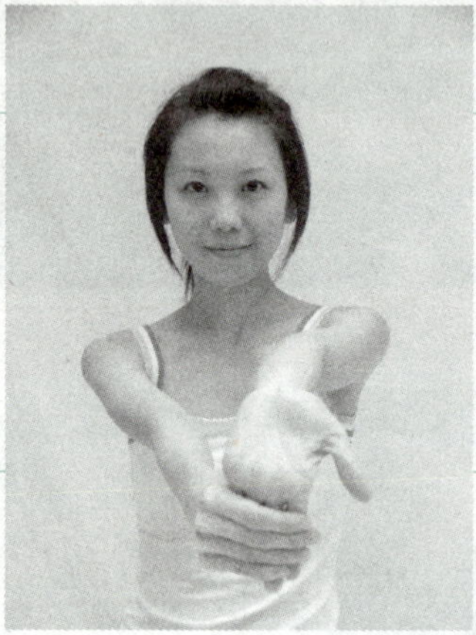

图 2–144 手部伸展

2 伸肌伸展运动

功效：牵张手指及手腕伸肌。

2 **动作**：一手置于另一手背侧，将手腕用力向掌侧弯屈至紧绷时为止。

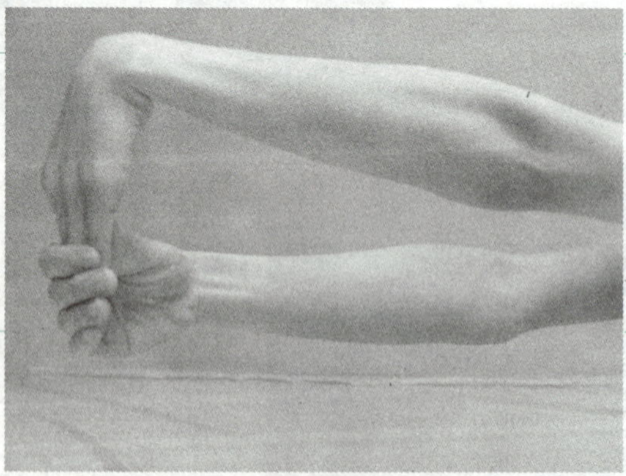

图 2–145 伸肌伸展运动

3 手腕转圈运动

功效：手腕关节运动。

3

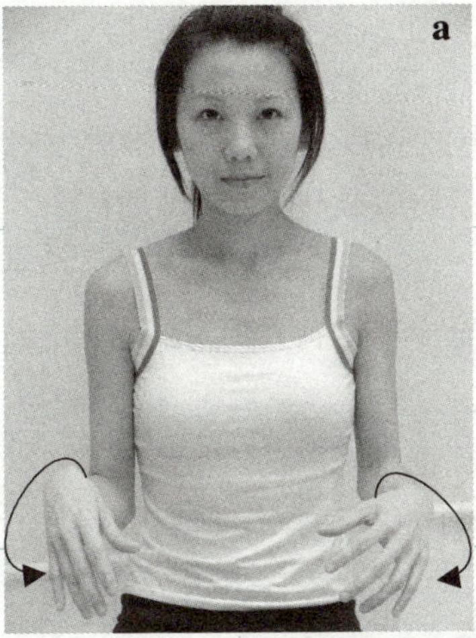

动作：双手绕圈子，活动手腕关节。

图 2-146　手腕转圈

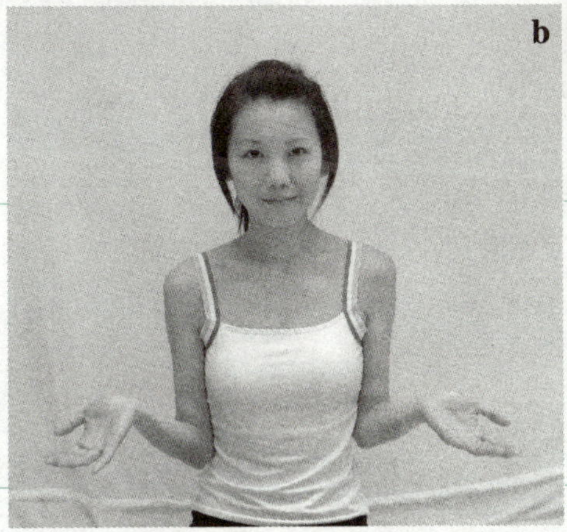

手腕、手指酸痛的

运动治疗

骨折或脱臼

| 目的 |

无论是使用石膏或手术固定，为了确保骨头的愈合,患处常需固定数周之久;可是每当石膏拿掉或伤口愈合之后，手腕或手指却会感到僵硬与无力。

| 复健原则 |

- 使用热敷、超声波或热水疗法(手不肿才可使用),使患处组织软化之后,再进行牵张运动。
- 每次牵张运动至少需维持10～30秒,重复3～5次以上。
- 适当的肌力训练也是必需的:训练时可利用小球、哑铃及沙包等作为辅助器材。
- 做完运动治疗后,若患处有疼痛、肿胀现象则可施以冰敷5～20分钟。

1

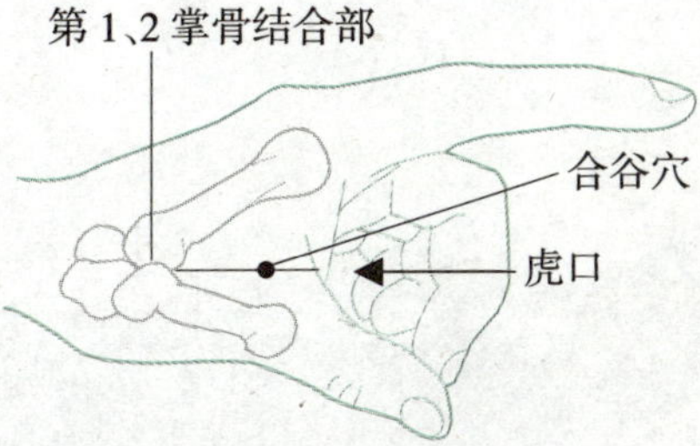

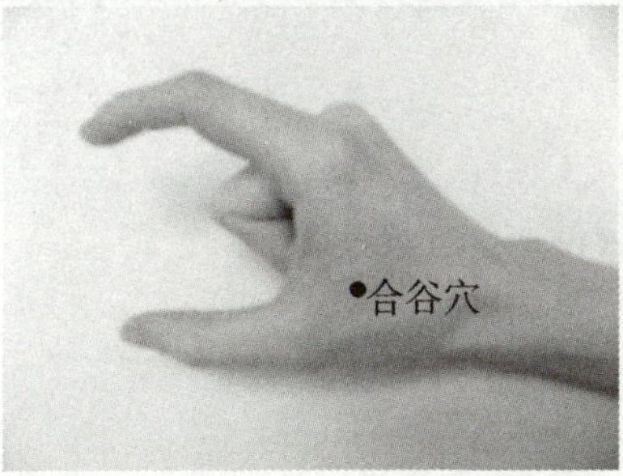

图 2-147 合谷

2

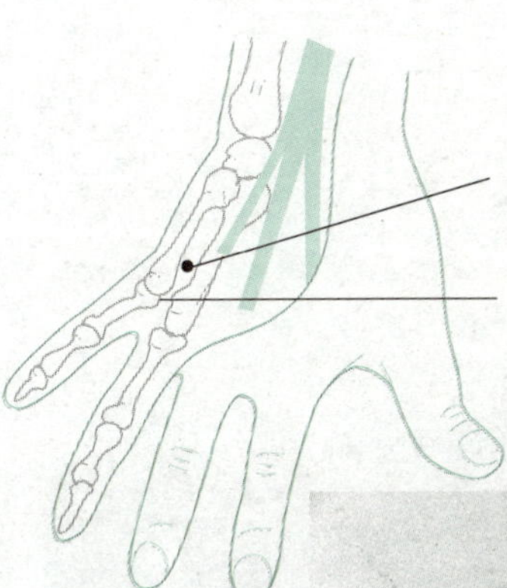

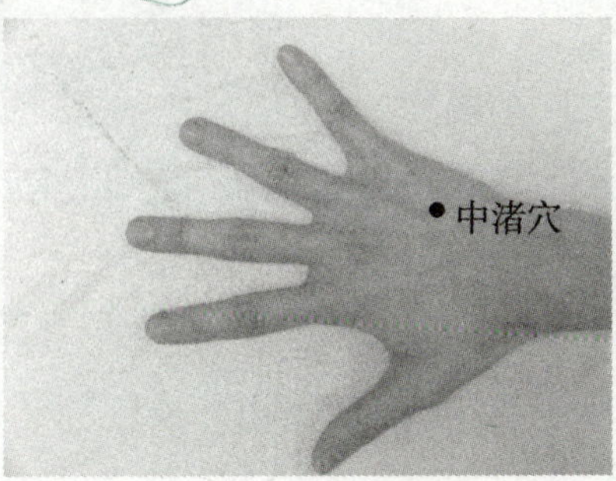

图 2-148 中渚

1 合谷

取穴： 拇指与食指间，第1和第2掌骨连接处，肌肉突起的部位，按之酸楚即为此穴。

功效： 可治疗手部及颈部酸麻疼痛。

手腕、手指酸痛

常用治疗穴道

2 中渚

取穴： 手背第4和第5掌指关节后方，两骨连接处凹陷部位即是此穴。

功效： 可治疗小指侧麻痛及手指屈伸困难。

3 内关

取穴： 手腕横纹上3横指幅（或2寸），两筋中间凹陷处即是此穴。

功效： 可治疗手部麻痛及手腕疼痛。

手腕、手指酸痛

运动治疗

常用治疗穴道

4 阳谷

取穴： 腕骨与前臂尺骨小头间骨缝凹窝处即是此穴。

功效： 治疗手腕及手部疼痛。

3

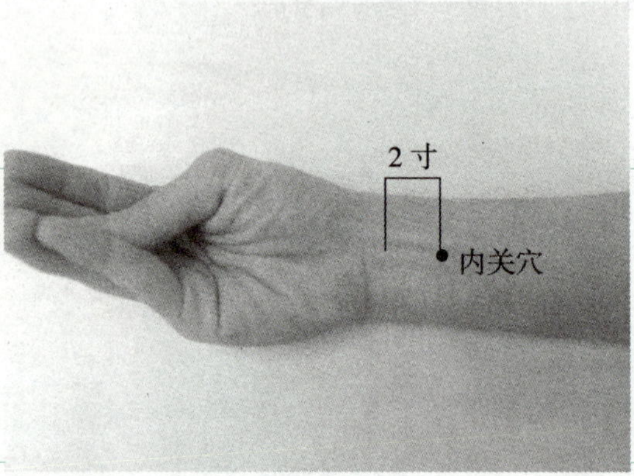

图 2–149 内关

4

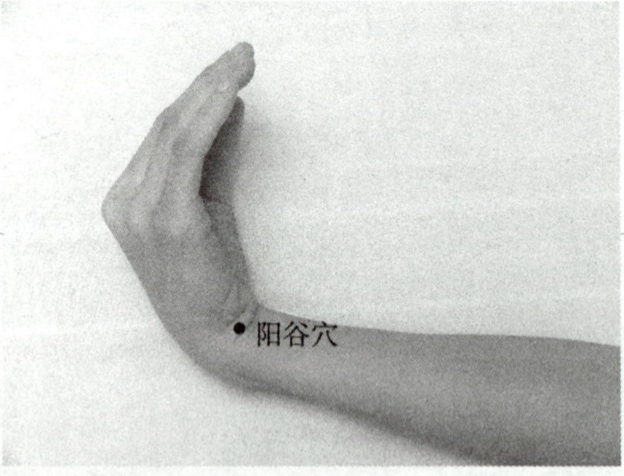

图 2–150 阳谷

预防手腕、手指酸痛的保健方法

- 手腕或手指的肌腱腱鞘炎虽是小问题，但是很多患者往往拖了很久才去看医师，不知不觉中已经从急性期演变成慢性肌腱腱鞘炎。急性肌腱腱鞘炎通常只需休息、保护、口服药物或类固醇注射即可迅速治愈，但到了慢性期，治疗时间会拖长，治愈率也会降低。因此，早期治疗是治疗成功的不二法门。
- 手腕或手指的肿瘤虽以腱鞘囊肿最常见，但是其他肿瘤（良性或恶性）亦无法完全排除，因此，患者不宜随便挤压，甚至以空针抽吸。最好是先以超声波了解肿瘤的性质，若是水囊状构造的话，很可能是良性的腱鞘囊肿；若属于实心的构造，则其他肿瘤（良性或恶性）的机会较大，可能需要进一步手术切除或长期追踪观察。
- 手腕或手部的骨折、脱臼宜尽早求助于专科医师，千万不要随便找江湖郎中推拿、按摩，以免延误病情或造成严重的后遗症。
- 腕隧道症候群的患者，采用手腕副木辅助治疗时，白天、晚上都要穿戴（若白天有困难，至少晚上睡觉时一定要穿戴），且须持续1～2个月。不过，每日应取下3次，做正中神经滑动的运动。当副木脏了，可用冷水清洗，但不宜靠近热源或热水，以免变形。